中华医学健康科普工程

中华医学会男科学分会男性健康系列科普丛书

男科手术知多少

总主编　邓春华　商学军

主　编　张亚东　邓春华

中華醫學電子音像出版社

CHINESE MEDICAL MULTIMEDIA PRESS

北　京

图书在版编目（CIP）数据

男科手术知多少／张亚东，邓春华主编．—北京：中华医学电子音像出版社，2023.5
（中华医学会男科学分会男性健康系列科普丛书／邓春华，商学军主编）
ISBN 978-7-83005-367-3

Ⅰ.①男… Ⅱ.①张… ②邓… Ⅲ.①男性生殖器疾病-泌尿系统外科手术 Ⅳ.①R699.8

中国国家版本馆CIP数据核字（2023）第057719号

男科手术知多少
NANKE SHOUSHU ZHI DUOSHAO

主　　编：张亚东　邓春华
策划编辑：刘圣洁
责任编辑：赵文羽
校　　对：龚利霞
责任印刷：李振坤
出版发行：中华医学电子音像出版社
通信地址：北京市西城区东河沿街69号中华医学会610室
邮　　编：100052
E-mail：cma-cmc@cma.org.cn
购书热线：010-51322635
经　　销：新华书店
印　　刷：廊坊市佳艺印务有限公司
开　　本：850mm×1168mm　1/32
印　　张：5.75
字　　数：140千字
版　　次：2023年5月第1版　　2023年5月第1次印刷
定　　价：36.00元

内容提要

本书为《中华医学会男科学分会男性健康系列科普丛书》之一，由中华医学会男科学分会组织多位临床经验丰富的男科专家从男性生殖系统解剖的多个部位入手，每章从了解这个器官的一般知识开始，按相关手术的常见程度逐一展开。本书是一部基于互联网大数据调查反映大众关切热点的科普书，重点介绍了男科手术术式的选择、术前准备及术后康复护理等，选取具有代表性的问题，结合笔者的临床经验，以问答的形式为读者进行科学的解答。本书编写视角新颖，科学性、权威性、实用性强，适合广大关心男性健康的读者阅读。

编 委 会

王为服　海南省人民医院
王璟琦　山西医科大学第二医院
冯　鑫　中山大学附属第一医院
朱昭炜　中山大学附属第一医院
伏　雯　广州妇女儿童医疗中心
庄锦涛　中山大学附属第一医院
刘龙山　中山大学附属第一医院
刘凯锋　苏北人民医院
刘贵华　中山大学附属第六医院
许杨滨　中山大学附属第一医院
孙　睿　深圳市龙华区人民医院
孙祥宙　中山大学附属第一医院
李　虎　广州市白云区妇幼保健院
李晓飞　中山大学附属第一医院
李黙农　青岛市立医院
杨其运　中山大学附属第一医院
杨壁铖　中山大学附属第一医院
肖恒军　中山大学附属第三医院
吴东琦　广东药科大学第一附属医院
沈昌理　中山大学孙逸仙纪念医院
张　滨　中山大学附属第三医院
张培海　成都中医药大学附属医院
武志刚　温州医科大学附属第一医院

范　宇　成都锦欣爱团医院
罗　鹏　中山大学附属第一医院
周明宽　中山大学附属第一医院
郑　涛　郑州大学第一附属医院
赵善超　南方医科大学南方医院
荆　涛　青岛大学医学院附属医院
胡海涛　广东药科大学第一附属医院
洪　锴　北京大学第三医院
袁亦铭　北京大学第一医院
夏　凯　中山大学附属第一医院
徐　哲　中山大学附属第一医院
徐盈斌　中山大学附属第一医院
翁治委　广州中医药大学第一附属医院
高　勇　中山大学附属第一医院
高庆和　中国中医科学院西苑医院
郭　巍　西宁市人民医院
郭泽信　中山大学附属第一医院
郭海彬　河南省人民医院
涂响安　中山大学附属第一医院
黄燕平　上海交通大学医学院附属仁济医院
曹志强　中国医科大学附属盛京医院
梁　辉　深圳市龙华区人民医院
董　强　四川大学华西医院

韩大愚　中山大学附属第一医院
傅　强　山东省立医院
曾建峰　中山市人民医院
谢起根　中山大学附属第一医院
蔡　彪　中山大学附属第一医院
蔡鸿财　中山大学附属第一医院
滕若冰　桂林医学院附属医院

前　　言

随着社会生活水平的提高，以及男性健康理念的提升和普及，男科手术开展的范围也逐渐拓宽，从解决功能性问题、肿瘤、生育到生殖器整形美容等多方面均有所涉及。另一方面，由于现代外科学进步巨大，麻醉和材料技术等都在不断进步，手术在人们的观念里变得似乎“无所不能”。

但是做外科医生越久，越能体会到“外科手术如同打仗一样”，其获益和风险并存。《孙子兵法》云：“兵者，国之大事，死生之地，存亡之道，不可不察也。”手术有时是解决疾病问题较为直接的方式，但有时不一定是最佳治疗方案。对待任何手术，医患都要“如履薄冰”。优秀的男科医生应该“心有猛虎，细嗅蔷薇”，把患者安全放在首位；男性朋友也应该客观、正确认识手术，了解手术相关事项，并为手术做好准备。

自 1995 年中华医学会男科学分会成立以来，我国男科手术学经历了长足的发展。从过去闻名世界的“李氏输精管结扎术”，到“前臂游离皮瓣阴茎再造术”，再到“一次性包皮环切吻合器”的发明和临床应用，以及显微男科技术在中国的推广应用，中国男科学及手术学正日益蓬勃发展，我们和国内同道也组织编写了一些男科手术学的著作以总结、推广男科规范化治疗和手术技术。

然而，这些专业著作对于普通大众来说常晦涩难懂。目前市面上很少看见专门面向普通大众的男科手术科普书籍，这促使我们编写此书，以帮助男性朋友在做决策前能对男科手术有更多的了解，帮助其做出更为科学和理性的选择。为此，在中华医学会男科学分会和同道们的支持下，我们组织了全国部分优秀中青年男科专家，根据各自擅长领域，汇集多方智慧，撰写了这本《男科手术知多少》。

本书按照解剖位置编排，从男性生殖系统解剖的多个部位入手，每一章节从了解这个器官的一般知识开始，按相关手术的常见程度逐一展开。这是一部基于互联网大数据调查的反映大众关切热点的科普书，既有阴茎延长增粗手术、假体置入手术等术式的选择、术前准备及术后康复护理等相关问答，也适当补充了医生认为比较重点的问题，力求做到满足大家的需求。在你问我答中，尽可能将问题解答得通俗易懂；同时，对一些不常见、但很重要的问题，如睾丸移植手术、变性手术等也做了阐述。

这是一部由众多国内知名医院男科学专家参与编写的

科普书。在编写风格上，主要强调“科学性、先进性、实用性”，内容上主要反映目前男科手术治疗的先进技术、先进材料与实践经验，具有一定的权威性。期待本书能够成为广大男性朋友的实用科普资料。

需要特别指出的是，科普书作为一种帮助普通大众了解男科手术、辅助决策的参考工具，有着十分重要的意义。然而，在实际临床中，男科疾病的诊疗决策十分复杂，男科疾病治疗中“超适应证使用”的情况也较为常见，还有一些手术纯粹是出于整形需求。因此，科普不能完全覆盖和应对临床可能遇到的所有问题，更不能代替教科书或相关指南。

最后，感谢所有参与本书编写和审阅的专家、学者，以及所有为本书编写、审校、出版做出贡献的人员，感谢他们以高度的责任感和奉献精神，本着严谨的科学态度和认真、细致、精益求精的科学精神所付出的辛勤劳动，使得本书得以如期出版。由于男科疾病的复杂性，其诊治与健康管理研究进展迅速，以及文献的时效性等特点，加之时间仓促，错漏之处在所难免，恳请读者朋友们批评指正，不吝赐教，以便再版时及时修正。

张亚东　邓春华
2023 年 2 月

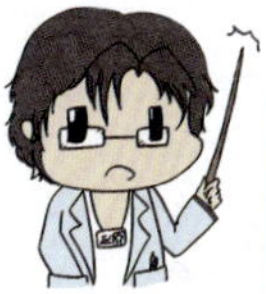

目　录

第1章

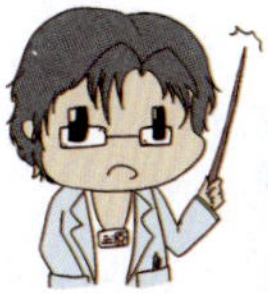

包皮手术

所谓包皮，是指男性阴茎体部前方包绕阴茎头（俗称“龟头”）区域的皮肤皱襞组织，是阴茎皮肤在阴茎远端的过度延伸。通常情况下，刚出生男婴的包皮会完全包裹整个阴茎头。随着年龄的增长，阴茎体逐渐变长，包皮逐渐后退，包皮口也逐渐扩大，最终可完全暴露整个阴茎头。

（张亚东　邓春华　中山大学附属第一医院）

1　如何判断包皮过长？

问题：

小李今年16岁，正处于青春期，和朋友一起洗澡时发现自己的阴茎似乎跟朋友的不大一样：自己的阴茎头被完全包裹住，且阴茎头总是湿漉漉的，包皮往上一翻就会感到轻微疼痛，这是怎么回事呢?

回答:

通过对小李的体格检查发现，其阴茎头被包皮完全包住。翻开包皮发现其阴茎头明显泛红，提示其包皮过长并且诱发了阴茎头包皮炎，建议其先治疗阴茎头包皮炎，好转后再进行包皮手术。

包皮过长在男性人群，尤其是在儿童中占有很大比例。包皮的长短也是男性健康和性生活质量的重要影响因素。那么，在生活中如何判断包皮是否过长呢? 简单来说，正常情况下，男性包皮呈双层折叠状，对阴茎头有一定程度的覆盖，但并不会完全覆盖或完全包裹住阴茎头。即使在阴茎疲软状态下，至少部分阴茎头也能够保持一定外露的状态。一旦阴茎发生勃起，随着阴茎的膨胀和延长，阴茎头可完全外露，包皮则退缩至冠状沟以下。相反，如果在阴茎疲软时，包皮可将阴茎头完全包裹住，阴茎头完全没有外露的状态，甚至在阴茎勃起时，仍有部分包皮超越冠状沟，覆盖阴茎头，就是包皮过长。

需要特别指出的是，包皮过长和包茎并不是同一个概念。对于包皮过长的患者，如果包皮口宽大，阴茎勃起时，包皮可退缩使阴茎头完全外露，则仅仅是包皮过长，而不存在包茎。如果包皮口狭小，无论是在阴茎勃起还是在疲软状态下，都难以通过对包皮进行上翻使阴茎头外露，则称为包茎。包茎患者必然存在包皮过长，而包皮过长者不一定同时存在包茎。

还有的人是阴茎疲软时包皮过长，阴茎勃起时包皮长度正好，这也被称为“假性包皮过长”，手术切除需要慎重。

（杨其运　张亚东　中山大学附属第一医院）

2 包茎和隐匿阴茎有什么区别?

问题：

我儿子 3 岁，“小鸡鸡”非常小，而且每次给他洗澡都需要用手挤压才能看到“小鸡鸡”，听朋友说这是隐匿阴茎，但也有人说是包茎，究竟这两者有什么区别呢?

回答：

很多家长容易将包茎和隐匿阴茎错认成同一种疾病。事实上，隐匿阴茎和包茎并不相同。

包茎是指包皮口狭小，无论是在阴茎勃起还是在疲软状态下，都难以通过对包皮进行上翻使阴茎头外露。而隐匿阴茎是指原本发育正常的阴茎被耻骨上过厚的脂肪垫埋藏，使部分或全部阴茎显露不佳，导致阴茎在疲软状态下，外观上显得明显短小的一种异常情况。当然，在临床上，尤其是在肥胖儿童人群中，隐匿阴茎和包茎常常同时存在。隐匿阴茎的显著特点是当下压阴茎根部周围的肥厚脂肪垫时，通常可以看到大小正常的阴茎体显露出来；松开按压的手指，阴茎立刻回缩，恢复为原来短小的状态。而单纯包茎患者，从外表看阴茎通常是正常的，但包皮口太小，导致包皮不能上翻，不能露出阴茎头。

需要强调的是，针对临床常见的隐匿阴茎合并包茎患者，切不可按照一般的包茎进行包皮环切术。

（韩大愚　冯　鑫　中山大学附属第一医院）

3 包茎有哪些危害？

问题：

我儿子 7 岁了，总喜欢用手抓自己的“小鸡鸡”，管也管不住。洗澡时发现儿子的“小鸡鸡”已经被抓得有点泛红。之前带孩子去医院看过，医生说是“包茎”，需要进行包皮手术。但我听说割包皮会影响孩子发育，等过一段时间孩子大了就不会再去抓了，就没有做手术。最近孩子抓“小鸡鸡”的行为越来越频繁，我又担心起来。请问，包茎如果不做手术会有危害吗?

回答：

包茎的危害主要有以下几点。

（1）儿童包茎：尽管没有证据显示包茎会影响阴茎本身的发育，但如果长期保持包茎状态，部分患儿包皮口过小，可能出现排尿不畅、排尿时包皮鼓包、继发阴茎头包皮炎等情况，严重者可能导致包皮与阴茎头广泛粘连，将来无法分离。

（2）成年人包茎

1）影响正常性生活：尤其是包皮口过于狭小的男性，包皮上翻后无法复原，容易在性生活时发生包皮嵌顿。如果包皮嵌顿严重、嵌顿时间长，会导致阴茎头血流不畅，引发水肿，严重者可导致阴茎头坏死。

2）可继发阴茎头包皮炎及尿道炎：因为包皮内有丰富的皮脂腺，会分泌大量皮脂。对于包茎患者，其包皮内皮脂腺的分泌物排出不畅，或尿液反复浸渍，可形成乳酪状、奇臭的包皮垢。继发细菌感染时，可引起阴茎头及包皮感染。细菌还可以造成尿路感染。发生在尿道口的反复感染或炎症可逐渐导致尿道口狭小，造成排尿困难。

3）诱发阴茎恶变：长期包茎还可能诱发阴茎皮肤组织恶变，导致阴茎癌。

4）影响性生活质量及生殖健康：包茎不仅影响患者本人在性生活时的感受和质量，还会对其伴侣造成一定影响。例如，与伴侣发生性关系时，很容易将包皮垢带入伴侣阴道，刺激伴侣的阴道和子宫颈，诱发其阴道、子宫颈病变。

因此，对于 5 岁以上的儿童和成年男性，如确诊包茎，应尽快进行手术治疗。

（蔡鸿财　中山大学附属第一医院）

4 为什么会发生包皮嵌顿？

问题：

我今年 28 岁，正是精力旺盛的时候。2 天前跟伴侣亲热时，阴茎突然一阵剧痛，到医院检查，医生诊断是“包皮嵌顿”。请问包皮嵌顿是什么病？为什么会突然发病呢？

回答：

包皮嵌顿是临床常见的泌尿男科急症，是由于包茎及包皮口过于狭小，包皮上翻之后未及时复位，包皮口狭窄环阻碍静脉及淋巴循环引起水肿，致使包皮不能复位而形成的嵌顿。如果不能及时复位，可能会造成包皮和/或阴茎头坏死。一旦出现包皮嵌顿，应立即到附近医院就医。医生一般采用手法复位，绝大部分患者可以在第一时间得到有效治疗，且不留下任何后遗症。但如果患者没有第一时间就诊，一旦嵌顿时间过久，则需要进行手术治疗。包皮嵌顿的手术比较简单，通常将狭窄的包皮环切开，再进行回纳即可，绝大部分患者不会留下任何后遗症。

（冯　鑫　罗　鹏　中山大学附属第一医院）

5 包皮手术是什么时候发明的？

问题：

我今年 22 岁，已经受包茎困扰七、八年之久！之前一直担心做包茎手术会影响发育，所以，即使炎症反复复发仍不敢做手术。最近在家人的支持下终于来到医院切掉伴随自己十几年的“陈年老皮”，真是感觉“小弟弟终于解放了”。人们是怎么想到给包皮做手术的呢？包皮手术是什么时候发明的？

回答：

目前，现实生活中仍有很多人认为割包皮会影响发育、影响性生活。但实际上，“割包皮”是治疗包茎和包皮过长的最简单的小手术。包皮手术的历史最早可以追溯到 5000 年前的非洲，在古埃及 Ankhmahor 法老的陵墓里有一幅刻画了割包皮场景的浮雕作品，这也是目前出现得最早的进行包皮手术的证据。

在中东地区，包皮手术也有 3000 多年的历史。《圣经》中记载，在亚伯拉罕 100 岁时，神赐给他一个儿子，生下来的第 8 天，他按照神的要求给儿子行了“割礼”，而“割礼”仪式也是犹太教的标记。这里提到的“割礼”就是我们现在所称的“割包皮”，就是包皮环切手术。

随着时代的发展和医疗技术的进步，到了 19 世纪后期，现代医学终于把包皮手术从一种宗教仪式转变为一种医疗行为。随着现代手术学和麻醉学的发展，血淋淋的切割现场迁移到了手术室内；而现代生理学和病理学的进步，打开了人们对包皮手术的懵懂认识。到了 20 世纪，世界上大多数医生都认为包皮手术会给男性带来益处。目前，包皮环切术是最常见的手术方式之一。

（刘凯锋　苏北人民医院）

6 什么情况下可以不割包皮？

问题：

我今年 14 岁了，体检时发现包皮过长，但不痛不痒，这种情况可以不割包皮吗？

回答：

包皮过长是否需要进行手术，需视情况而定。

首先要明确是否只是包皮过长，是否同时伴有包茎。如果仅存在包皮过长，在阴茎勃起时包皮可轻松上翻，完全露出阴茎头，没有影响正常性生活，也没有频繁发生感染，可以考虑不进行手术，保守观察即可。但平时生活中要注意清洗，保持局部卫生。如果包皮过长影响正常性生活，且并发炎症或感染，则应尽快进行包皮环切术。

（夏　凯　中山大学附属第一医院）

7　什么情况下必须割包皮？

问题：

我包皮过长已经几十年了，一直很健康。而且在我的观念中，包皮也是身体的一部分，不能随便割掉。我想问问，包皮过长一定要做手术吗？可不可以只吃药治疗呢？

回答：

以下几种情况必须进行包皮手术。

（1）包皮过长伴发包茎：由于包皮口过于狭小，导致阴茎头无法外露，一直藏在隐蔽处，无法经常清洁，容易继发阴茎头包皮炎及阴茎头包皮粘连，严重者甚至继发尿道口炎性狭窄。另外，这种情况对性生活也有显著影响，甚至容易在阴茎勃起时发生包皮嵌顿。

（2）包皮过长伴发早泄：包皮过长的男性由于平时阴茎头不能接受外界的摩擦刺激，导致阴茎头神经过于敏感，在性生活时可能容易因过度兴奋而提前射精，发生早泄现象。而包皮环切后，阴茎头充分外露，经常接受外界的摩擦刺激，长此以往，可能有利于改善男性早泄，并提高双方的性生活质量。

（3）包皮过长引发性传播疾病：阴茎包皮过长易导致冠状沟及包皮内板区域潮湿，包皮垢堆积，为细菌、病毒的生长提供了理想场所，容易发生生殖器疱疹、尖锐湿疣等性传播疾病。

（4）包皮过长引起肾脏疾病：反复的炎症刺激会使得尿道口变得越来越小，严重者可影响排尿；尿液排出不畅，可能继发膀胱甚至肾脏疾病。

（高庆和　王　福　中国中医科学院西苑医院）

8 包皮手术有哪几种手术方式?

问题:

我今年 18 岁，最近下定决心做包皮手术，但心里还有点“打鼓”，网上说包皮手术的方式有很多，哪种手术方式更好? 我该怎么选择呢?

回答:

包皮手术有以下几种常用的手术方式。

(1) 包皮环切术：是最经典的传统术式，即通过外科手术，将包皮做一圈环切，待伤口止血后，用缝线把整个包皮缝一圈，最后再包扎。这种手术方式适用于各年龄段患者。由该术式衍生出的“袖套状包皮环切术”，其实是对阴茎肉膜层进行处理的一种优化手段，有一定的适应证。

(2) 激光包皮环切术：麻醉后，运用低能量 CO_2激光代替手术刀将过长的包皮切除。

(3) 一次性套环包皮环切手术：这种术式适用于年龄较小的患者。其操作简单、省时，环可自动脱落，方便护理。

(4) 吻合器包皮环切术：置入切割器切除多余包皮，同时像缝纫机一样用钉子将包皮切割平面对拢吻合，数分钟内就可以完成手术，患者痛苦较小，术后恢复快，术后一段时间后，钉子可自行脱落。

相较而言，后两种手术的时间较短，比较美观，但价格稍高；传统手术的时间较长，价格相对便宜，患者可以根据自身意愿和经济条件做选择。无论选择哪种手术方式，术后都要及时服用抗生素和降低阴茎勃起频率的药物，避免术后感染和术后出血。

另外，由于无痛观念的推广，现在临床已经可以做到整个手术及术后恢复过程完全无痛，不仅体验感好，而且基本不影响日常生活和工作。

（张培海　成都中医药大学附属医院；
张亚东　中山大学附属第一医院）

9 包皮手术有哪些注意事项？

问题：

我今年 16 岁了，最近考虑做包皮手术，想了解一下，做包皮手术的术前和术后都有哪些需要注意的事项？

回答：

包皮手术虽然是个“小手术”，但也是有创伤的治疗方法，手术前后应注意以下事项。

（1）术前注意事项

1）术前注意清洗私处。尽量翻开包皮，清洗内部（如不能翻开，则不要强行翻开），穿着宽松的内裤。

2）遵医嘱完善术前相关检查。

3）如果合并阴茎相关炎症，应该积极进行治疗，控制炎症后再进行手术。

（2）术后注意事项

1）观察包扎松紧情况：注意观察阴茎头的颜色及有无疼痛、排尿困难等症状。如果局部疼痛，出现排尿困难，阴茎头颜色暗紫，说明包扎过紧，需要立即找医生调节包扎松紧度。

2）观察局部有无出血：如果出现局部皮下发绀、肿胀，或者发现包扎纱布上渗血，说明伤口局部有出血情况，需要用手压迫止血；如果压迫止血后仍继续肿大或渗血，需要及时到医院就诊。

3）观察包皮水肿情况：包扎纱布去除后，包皮局部可出现水肿。这种情况下，需要在穿内裤时将阴茎紧贴腹部，阴茎头朝上，减少阴茎下垂，可以减轻水肿；或者重新进行适当加压包扎，延长维持包扎的时间。

4）关注疼痛情况：疼痛是包皮手术后常见的并发症，通常是由于夜间阴茎勃起而引起。患者会痛醒，醒了之后阴茎疲软，疼痛就会缓解。此种疼痛通常较轻微，如果疼痛比较剧烈，需及时就诊。

5）成年人进行包皮手术后，须在术后 1.0~1.5 个月内禁止性生活或手淫，防止包皮伤口愈合早期因抗张力强度不够而发生包皮切口撕裂。

（蔡鸿财　张亚东　中山大学附属第一医院）

10 割包皮后会影响性生活吗？

问题：

我今年 20 岁，前两天刚去医院做了包皮环切术，但有朋友跟我说："割了包皮会影响以后的性生活"，这是真的吗？

回答：

事实上，进行包皮环切术后，如果完全康复，则对性功能没有任何影响。不仅如此，对于部分阴茎特别敏感的患者，进行包皮环切术以后，反而会降低阴茎头表面的敏感度，从而达到延长性生活时间的效果。因此，包皮环切术通常不会对性生活造成不良影响，而且手术后有利于维持阴茎包皮局部的卫生，降低阴茎头包皮炎等感染发生的概率。

（王　福　高庆和　中国中医科学院西苑医院）

11 40岁是否还有必要割包皮?

问题:

我今年40多岁了，包皮过长，想问一下，到这个年龄还有必要去割包皮吗?

回答:

包皮过长是否需要手术与年龄无关。如果只是一般性包皮过长，不影响性生活和身体健康，平时注意清洁卫生，该手术可做可不做，取决于患者自身选择。

但如果有以下情况，无论任何年龄，都需要行包皮环切术。

(1) 包茎：由于过长的包皮覆盖住阴茎头，导致其不能翻开清洗，里面会存纳包皮垢，长时间可能会导致阴茎头包皮炎。炎症急性发作时，阴茎头及包皮潮湿、红肿，可产生脓性分泌物。因此，对于包茎患者，建议及时行包皮环切术。

(2) 包皮过长合并反复发作的阴茎头包皮炎：包皮内温暖潮湿的环境使病原体不容易被清除，是阴茎头包皮炎反复发作的罪魁祸首。阴茎头包皮炎长期复发可导致尿路感染、前列腺炎、早泄及尿道外口狭窄等并发症。因此，对于包皮过长合并反复复发的阴茎头包皮炎患者，需要及时行包皮环切术。

(3) 包皮内包皮垢较多，不能及时清洗：包皮垢是良好的细菌培养基，会诱发阴茎头包皮炎。此外，包皮垢还会诱发男性阴茎癌和女性子宫颈癌。因此，对于包皮内包皮垢较多而不能及时清洗，或者清洗后又很快产生包皮垢的患者，需要行包皮环切术。

（李彦锋　陆军特色医学中心；
王　进　华中科技大学同济医学院附属协和医院）

12 包皮割掉了还可以重新植回或者再生吗?

问题：

我今年 26 岁，半个月前去医院割了包皮，最近总感觉勃起疼痛，严重影响性生活。我现在非常后悔，有没有办法可以把自己的包皮接回来，或者让它重新长出来呢?

回答：

首先需要明确的是，男性如果存在包皮过长甚至包茎，从健康的角度来看，进行包皮环切手术很有必要，也很合理。因此，完全没有必要为一个正确的选择而后悔。当然，客观来说，包皮既不会再次长出来，也不可能将割掉的包皮接回去。包皮手术后出现勃起疼痛是术后早期常见的并发症之一，也是正常现象，这种疼痛通常在 2~4 周后逐渐减轻并消失，大部分人在包皮手术 1 个月后才能逐步恢复性生活，而在 1 个月之内，通常建议尽量避免性生活，以免影响伤口愈合。包茎的存在会影响性生活的感受和质量，有些曾经在包茎状态下有过性生活史的年轻患者，在割掉包皮后进行性生活时的感受可能会与不割包皮时有所不同，这种情况通常会在术后经过一段时间的适应后自然改善。

（周明宽　蔡　彪　中山大学附属第一医院）

第2章

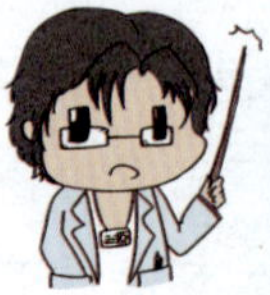

阴茎手术

阴茎是男性重要的性器官，具有排出尿液、精液和性交功能。阴茎主要由2个阴茎海绵体和1个尿道海绵体组成，其外包裹筋膜和皮肤。

13 生殖器畸形可以做阴茎整形手术吗?

问题：

我儿子刚满1岁，最近发现孩子的生殖器有些异常，别人说这是生殖器畸形。什么是生殖器畸形？该怎么治疗呢?

回答：

在男科门诊中可遇到多种生殖器畸形情况，具体如下。

(1) 睾丸畸形：患者存在无睾症、单睾丸，或者多睾丸的情况。

（2）隐睾：是指睾丸没有正常下降到阴囊。隐睾是最常见的先天性畸形，大部分隐睾患儿的睾丸会在出生后 3 个月内自行下降，出生后半年下降者明显减少，1 岁后发病率约为 1%。

（3）鞘膜积液：在男性生长发育过程中，腹膜鞘状突会随着睾丸一同降入阴囊，然后闭合。如果在闭合过程中发生异常，腹腔内的液体会停留在阴囊内，导致鞘膜积液。

（4）小睾丸：是导致男性不育的原因之一，是指到青春期后，睾丸仍不能达到同龄人正常大小。可由先天性和后天性因素导致。

（5）小阴茎：阴茎的结构和外观、形态正常，但阴茎长度小于发育正常状态的同性，比正常平均值小 2.5 个标准差以上。

（6）疝气：是指体内器官由正常位置通过脏器之间或腹壁的薄弱点进入另一个部位而形成的包块，常见于小龄儿童和老年人。临床上，腹股沟疝更为多见。儿童疝气可能会随着年龄的增长而消失，到 2 岁以后还未消失则需进一步检查和治疗。老年人发生的疝可根据其严重程度、患者体质情况和治疗意愿等综合因素考虑采取保守治疗或手术治疗。

（7）精索静脉曲张：是精索内静脉、蔓状静脉丛回流障碍或血流反流引发的精索静脉异常伸长、扩张和迂曲形成的病变。多见于青壮年。

（8）阴茎阴囊转位：又称阴茎前阴囊，是阴囊异位于阴茎上方的一种少见的先天性畸形。严重者出生时或出生后就会死亡。

(9) 尿道下裂：是男性尿道开口位置异常的先天性畸形。其尿道开口不在正常的阴茎尖端位置，而是位于阴茎头腹侧或阴茎腹侧，甚至阴囊会阴部。

(10) 尿道上裂：是一种尿道背侧融合缺陷所导致的先天性尿道外口畸形。男性患者表现为尿道外口位于阴茎背侧，女性患者则表现为尿道上壁瘘口。

这些不同类型的生殖器畸形，程度不一，对患者发育和生活的影响也不尽相同。患者可以到专科门诊就诊，通过检查和专业诊断，进行不同类型、不同程度的干预，有些可通过应用药物进行纠正，有些则需要通过生殖器整形术或相关手术来治疗，实现功能和形态的改善。

（姚海军　上海交通大学医学院附属第九人民医院）

14 阴茎短小可以做阴茎整形手术吗？

问题：

我今年 18 岁，每次去洗手间都会很自卑，因为我的“小弟弟”看着比其他人的要短一些，这是阴茎短小吗？能手术治疗吗？

回答：

一般来说，男性到了 18 岁时，其生殖器就已经发育成熟了。但每个人的阴茎大小存在个体差异。正常成年男性的阴茎在疲软状态下的长度为 6~9 cm，勃起时为 11~16 cm。当阴茎在疲软状态下长度小于 5 cm，勃起时小于 8 cm 则称为阴茎短小。对于成年后仍存在阴茎明显短小者，首先需要通过相关检查，明确病因。部分特发性低促性腺素性腺功能减退症患者有望通过应用促性腺激素释放激素（gonadotrophin releasing hormone，GnRH）脉冲泵或激素治疗显著改善阴茎发育，达到正常或接近正常的状态。部分由于明显体型肥胖而导致阴茎呈隐匿型的患者，可通过做阴茎延长术来改善阴茎疲软状态下的外观大小，并增强自信心。但目前的常规医疗技术尚不能真正改善阴茎勃起时的绝对长度，故对于临床常见的自诉“阴茎短小”者，需要进行客观分析并选择恰当的治疗方式。对于绝大多数在正常值范围内，仅有个体差异的所谓“阴茎短小”者，通过手术来延长阴茎的效果很有限，需要进行理性分析和看待。

（张亚东　中山大学附属第一医院）

15 阴茎缺损可以做阴茎整形手术吗？

问题：

我儿子 5 岁时，阴茎被猪咬断了，虽然马上送到医院就诊，但还是留下后遗症，医生诊断为“阴茎缺损”。请问什么是阴茎缺损，该怎么治疗?

回答：

阴茎缺损是由于烧伤、爆炸伤、切割伤及动物咬伤等造成阴茎部分或全部缺损，也可能是阴茎癌、血管瘤等恶性或良性肿瘤手术切除所导致。阴茎是男人的“命根子”，是男性重要的生殖器官。由于各种原因导致阴茎缺损的患者常常会担心自己是不是“以后就丧失性功能了”。其实，这要具体情况具体分析，如果是由于外伤导致的阴茎缺损，只要受伤后及时找到缺损部位并在妥善冷藏保存下送到医院，则很有希望通过显微吻合再植术，最大限度地挽救阴茎外形并最大程度恢复性功能；但如果离断的阴茎体不能在早期及时找到，没有冷藏保存，或者已经严重损毁，只能通过后期的皮瓣移植进行阴茎再造，重建缺损的阴茎。如果修复缺损后的阴茎丧失性功能，还可以通过阴茎假体置入等方法实现性功能的恢复。

最后，无论何种阴茎缺损，都不会实质性影响生育功能，因为能否生育取决于睾丸的功能。

（武志刚　温州医科大学附属第一医院）

16 重度勃起功能障碍可以做阴茎整形手术吗？

问题：

我今年 40 岁，有勃起功能障碍，采取了很多治疗方法都没有什么效果，检查发现已经是重度勃起功能障碍。请问，重度勃起功能障碍是怎么回事？要怎么治疗呢？

回答：

临床上常根据勃起功能障碍患者症状的严重程度分为轻度、中度和重度等。重度勃起功能障碍通常病情严重，药物和其他物理治疗方法均无效。重度勃起功能障碍患者通常无法完成性生活，影响夫妻关系，严重者甚至会影响生育。对于这类患者，首选阴茎假体置入手术治疗。这项手术是通过在阴茎根部开个小切口，将阴茎勃起装置放入患者体内，可有效治疗重度勃起功能障碍。此项手术属于微创手术，创口小，术后生殖器外观与常人无异。术后患者可以通过需求按压开关控制阴茎勃起，进而享受夫妻生活并完成射精。

（黄燕平　上海交通大学医学院附属仁济医院）

17 原发性早泄可以做阴茎整形手术吗?

问题:

我今年 20 岁，跟女友进行性生活时经常不到 1 分钟就射精了，到医院检查诊断为“原发性早泄”，请问，什么是原发性早泄？要怎么治疗呢?

回答:

原发性早泄，亦可以称为先天性早泄，是指自首次性交以来持续或经常性存在性生活持续时间过短，阴道内射精潜伏期 (intra-vaginal ejaculation latency time，IELT) 总是小于 1 分钟，自我无法控制射精，或者无论与哪个性伴侣性交都会出现早泄，或者无论何时性交都会出现早泄。长此以往，可能会明显影响伴侣间的感情，导致患者对性生活产生巨大的心理负担，甚至会影响男性的生育。

临床上治疗原发性早泄有以下几种方法。

（1）药物治疗：药物包括口服药物和外用药物两类。口服药物主要为 5-羟色胺选择性重摄取抑制剂（serotonin-selective reuptake inhibitor，SSRI），如达泊西汀、帕罗西汀、盐酸氟西汀等；外用药物主要是局部麻醉药，如复方利多卡因乳膏、丁卡因胶浆等。上述口服和外用药物可根据患者的反应性选择单独或联合使用，以达到治疗早泄的目的，例如，外用药物主要是通过降低阴茎头的敏感性来达到治疗效果。

（2）心理治疗：通过分析原发性早泄的精神心理因素对患者进行心理辅导，消除心理影响，从而达到治疗效果。

（3）行为疗法：通过“停-动”的行为控制方法。如首先用手来刺激阴茎，到即将有射精欲望但尚能控制时停止刺激，间隔一段时间，待射精欲望消退后再重复这种刺激和练习，接着可逐步过渡到通过插入阴道进行这种训练，从而延长射精时间。

原发性早泄是慢性疾病，也是终身疾病。因此，患者通常需要接受长期或经常性治疗，才能维持性生活的满意。如果患者使用上述方法治疗都不满意，或者不愿接受长期的药物治疗，同时，如果局部麻醉药膏或喷剂可以延长其射精时间，那么，也可尝试进行手术治疗，如高选择性阴茎背神经阻断术。但该方法也仅对部分患者有效，且手术治疗的风险大于药物治疗，故选择手术治疗的适应证应非常严格。

（王　进　华中科技大学同济医学院附属协和医院）

18 哪些情况下不能进行阴茎整形手术?

问题:

我今年20岁，阴茎比同龄人小很多，这让我很自卑，不敢找女朋友。请问我能做阴茎整形手术吗?有没有什么禁忌?

回答:

针对该类患者的情况应具体情况具体分析。部分患者可以采取阴茎延长增粗手术来治疗，以提高患者的自信心和性生活满意度。术前需要对患者进行全面的身体检查，排除手术禁忌证，以确定该患者是否适合手术。

通常有以下情况时不可以做阴茎整形手术。

(1) 患有急性或慢性器质性脑病，如脑卒中、脑肿瘤、原发性或继发性癫痫等。

(2) 患有严重的内科疾病禁忌证，如充血性心力衰竭、肾功能不全、肝硬化、肝功能异常、未控制好血糖的糖尿病，以及甲状腺功能亢进症、肾上腺功能亢进症等内分泌疾病等。

(3) 会阴区及尿道有急性炎症者。

(4) 患有传染病、流行病，且在活动期，如结核活动期、各型肝炎活动期、各种流行病发病期的人群。

(5) 存在明显性格障碍、心理疾病、精神病或严重抑郁症患者。

(6) 对生殖器官存在非理性过高要求者、手术动机不明确或术后期望值过高者。

(7) 同时存在勃起功能障碍或未明确诊断者。

（曾建峰　中山市人民医院）

19 阴茎整形手术有哪些手术方式？

问题：

我今年 18 岁，感觉跟同龄人相比，我的“小弟弟”小了一些，而且勃起时还有点向左侧弯曲。听人说割包皮可以使阴茎变大、变美观，这是真的吗？还有什么手术方式可以使阴茎变大、变直呢？

回答：

通常情况下，由于外伤或先天性畸形引起的阴茎外形的异常状态，需要通过阴茎整形手术进行矫正。常见的男性生殖器整形手术及适用人群如下。

(1) 包皮环切术：是指将阴茎上多余的包皮切除，使得阴茎头能够暴露出来，是治疗包皮过长和包茎的最佳治疗方法。部分患者在行包皮环切术后感觉阴茎变得更加美观。该术式适用于包皮过长和包茎患者。

(2) 阴茎增粗术：是在患者身体局部取一些材料（如脂肪），或利用脱细胞异体真皮，将其放在阴茎海绵体白膜外，在阴茎皮下形成增粗的效果。该术式适用于阴茎细小的患者。

(3) 阴茎延长术：通常采用包皮环切术的切口，暴露阴茎根部，将位于阴茎根部的阴茎浅悬韧带切断，使埋藏在体内耻骨下的阴茎弧形部分适当拉直；然后，采取“内填外拔”的缝合技术，使阴茎体外部分有所延长。该术式适用于肥胖的隐匿阴茎患者，并不适合体型正常或消瘦的小阴茎患者。尤其需要指出的是，所谓阴茎延长术，仅能有效显露和延长肥胖患者的疲软长度并改善外观，但不能显著延长患者的勃起长度。

(4) 阴茎矫直术：是针对先天性或后天性阴茎弯曲的一种整形外科手术。该术式适用于各种原因导致的阴茎弯曲患者。

(5) 阴茎再造术：是再造阴茎体、阴茎头、尿道，置入支撑体，同时修复再造阴茎体内感觉神经的手术。该术式适用于阴茎全部缺如或部分缺如的患者。

（张亚东　中山大学附属第一医院）

20 阴茎整形手术有哪些注意事项？

问题：

我今年 18 岁，最近打算做阴茎整形手术。请问，做阴茎整形手术的术前、术后有哪些注意事项?

回答：

（1）术前注意事项：①术前要检查患者是否属于禁忌人群，如高血压、糖尿病、凝血功能异常患者；②患者需要与医生充分沟通，了解手术流程和风险，完善术前检查；③术前 1 周内，要戒烟、禁酒、禁食辛辣刺激食物，保持饮食清淡；④术前做好清洁工作，剃除体毛，保持心情愉悦，休息充足。

（2）术后注意事项：①根据手术情况，术后可卧床休息 3~4 天；②避免长时间站立、久坐，否则容易引起局部血液循环不畅，导致阴茎头肿大，影响伤口愈合；③保持伤口清洁干燥；④应用抗菌药物以预防感染；⑤少吃辛辣刺激性食物，少吃海鲜，同时禁止饮酒；⑥严格抑制阴茎勃起，术后 1 个月内严格禁止性交，听从医嘱，保证充足睡眠，促进恢复。

（徐盈斌　张亚东　中山大学附属第一医院）

21 阴茎（负压）助勃器有什么疗效？

问题：

我今年40岁了，最近跟妻子同房时总觉得力不从心，听朋友说现在有一种助勃器可以帮助阴茎勃起，并且能延长性交时间，这是真的吗？

回答：

阴茎（负压）助勃器是通过向阴茎施加负压，从而促使男性阴茎被动勃起的装置。它可以促使阴茎动脉血管扩张、增大，血流量增加，使得阴茎海绵体快速充血，让阴茎能够快速勃起，并达到足够的硬度。有时可在阴茎根部使用胶圈加压，通过阻断静脉回流，促使阴茎能够保持较持久的勃起，从而帮助患者完成性交。除此之外，阴茎（负压）助勃器的疗效还包括：①对非器质性勃起功能障碍患者可立即见效，不仅能延长其性生活的时间，还能提高性生活的质量。②对器质性勃起功能障碍患者也可达到辅助治疗的效果，通过改善阴茎海绵体的血液循环，促进细胞再生，帮助患者重新建立自信心；同时，治疗后可以立即进行性生活，疗效也十分明显。③对于阴茎短小患者，如果长时间维持治疗，在一定时间内也对阴茎有一定增长、加粗的效果。因此，阴茎（负压）

助勃器是阴茎短小和各种原因所致的勃起功能障碍患者的有效辅助治疗措施之一，也能够帮助正常男性提高性生活满意度。

（张亚东　中山大学附属第一医院）

22 植入阴茎假体后会影响生育吗？

问题：

我今年 30 岁，之前由于出车祸导致神经损伤，大脑信号无法传到生殖器，出现器质性勃起功能障碍，吃药、打针都没有好转。听人说可以植入阴茎假体，但我又担心植入以后会影响生育。请问，植入阴茎假体后会影响生育吗?

回答：

创伤导致的重度勃起功能障碍可以采取植入阴茎假体进行有效治疗。假体植入后，其使用方法很简单，只需要按压启动开关即可勃起。而且植入阴茎假体不会影响睾丸和输精管的功能，因此，也不会影响患者的生殖功能，不影响生育。

（李彦锋　陆军特色医学中心；
黄燕平　上海交通大学医学院附属仁济医院）

23 植入阴茎假体后会影响性生活吗？

问题：

我今年40岁，最近夫妻同房时总是力不从心。听朋友说植入阴茎假体可以解决这个困扰。请问，植入阴茎假体以后会不会影响性生活？

回答：

一般来说，植入阴茎假体的确会“影响”性生活，但这个“影响”是指好的方面。阴茎假体能够增强阴茎勃起硬度和延长勃起时间，不会影响性生活的快感和射精。由于阴茎的感觉取决于它的皮肤，而假体并不影响皮肤感觉，因此，自然也不会影响性生活的快感。

但需要注意的是，植入阴茎假体需要严格控制和掌握适应证。通常情况下，只有针对重度勃起功能障碍患者，经各类药物和其他非手术治疗无效时，才考虑选择阴茎假体植入。

（张亚东　中山大学附属第一医院）

24 治疗早泄需要进行阴茎假体置入术吗?

问题：

我之前性交时间大概能持续 6 分钟，但现在几十秒就射精了。有人说我这种情况必须做假体置入术才能治疗，请问必须要做手术吗?

回答：

对于久治不愈的重度勃起功能障碍，在严重影响性生活的情况下，进行假体置入术是较为常规的选择。美国泌尿外科协会（AUA）和中华医学会男科学分会有关诊断、治疗和管理勃起功能障碍的临床指南指出：勃起功能障碍的主要治疗方式包括口服给药、负压助勃器治疗、低能量冲击波治疗、低能量超声波治疗、尿道栓剂、阴茎血管活性药物注射及阴茎假体置入术等。

但对于以下患者，不宜选择行阴茎假体置入术：①勃起功能障碍较轻的患者，进行药物或心理治疗有效，不应选择手术治疗；②有肢体活动障碍（如帕金森病）的患者不宜行阴茎假体置入术。另外，国内外各类疾病诊治指南均没有所谓“应用阴茎假体置入术治疗早泄”的说法。因此，单纯早泄不宜选择进行阴茎假体置入术。

（李彦锋　陆军特色医学中心；
袁亦铭　北京大学第一医院）

25 什么是阴茎移植手术?

问题:

我今年 30 岁，几天前在网上看到居然还有阴茎移植手术。请问，阴茎真的可以移植吗? 什么是阴茎移植手术? 什么情况下要做这个手术呢?

回答:

首先，阴茎作为身体器官之一，确实是可以移植的。阴茎移植手术也是器官移植手术的一种，经过与供体间的组织相容性试验，将供体的阴茎移植到受体身上。在移植过程中，需要吻合大的血管和神经，以使移植的阴茎能够存活，并尽可能恢复性功能，使患者可以进行正常的性交。阴茎移植手术通常是针对各种原因引起的外伤或意外损害导致阴茎缺失的男性患者所做的手术。阴茎移植手术最理想的结果是恢复患者正常的排尿功能，并且可以完成正常的性生活。然而，阴茎移植手术后通常需要很长一段时间的修复和“调试”，除了身体上的抗排斥治疗以外，还要进行心理上的“调试”。患者可能会需要一个较长的时间和过程来克服生理和心理障碍。

（李彦锋　陆军特色医学中心）

26 阴茎肿瘤有哪些诱发因素?

问题:

我今年50岁，前两天体检时发现患有阴茎癌，但我平时生活挺注意清洁卫生的，生活习惯也很规律，怎么会得阴茎癌呢?

回答:

很多人都以为“阴茎只是一块软骨，不太可能会出现肿瘤”。但事实上，阴茎没有软骨，而且也会发生肿瘤。阴茎肿瘤包括良性肿瘤和恶性肿瘤，阴茎癌是一种少见的恶性肿瘤，其病因尚不明确。有研究表明，包茎或包皮过长、人乳头瘤病毒（HPV）感染、吸烟等因素与阴茎癌发病相关。有数据表明，90%以上的阴茎癌患者都有包茎或包皮过长病史。包茎和包皮过长会引起排尿不畅，尿液常积存在包皮囊内；加之包皮囊内积储包皮垢，包皮不能向上翻转，无法清洗阴茎头，局部长期慢性炎症刺激，最终可导致癌变。此外，在湿热环境地区生活的男性人群中，阴茎癌的发病率较高，这可能与阴茎部位长期分泌过多汗液或容易发生外生殖器疾病相关。HPV感染率高的地区，阴茎癌也较为常见。同时，吸烟、平时不注重生殖器官卫生、不洁性行为等因素均可能增加阴茎肿瘤的发病风险。

（王　飞　海南省人民医院）

第3章

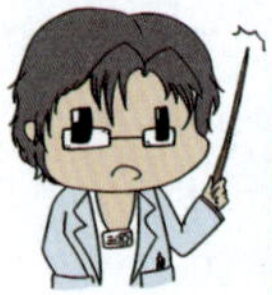

阴囊及其内容物手术

一、阴囊和睾丸

27 阴囊的结构是怎样的?

问题:

阴囊的结构是怎样的?

回答:

阴囊是男性的外生殖器官，位于阴茎根部下方，是一个薄而柔软的多层结构的囊袋。阴囊的作用是容纳和保护睾丸、附睾及其他阴囊内容物。阴囊有色素沉着，呈暗褐色，中间有一隔将阴囊分为左右两室，每个室内有睾丸、附睾和输精管。阴囊由多层组织构成，自外向内分别为皮肤、肉膜、包被睾丸和精索的被膜，该被膜又可分为提睾筋膜、提睾肌、睾丸精索鞘膜、睾丸固有鞘膜和鞘膜腔。

（滕若冰 桂林医学院附属医院）

28 阴囊有哪些功能？它会患哪些疾病？该怎么保护阴囊？

问题：

我今年18岁，每次洗澡时都犹豫要不要掰开阴囊的褶皱来清洗一下，请问，阴囊那么多褶皱是怎么回事？需要清洗吗？我平时该注意什么？

回答：

阴囊是男性的生殖器官，也是男性最脆弱的部分。除了保护睾丸以外，阴囊还有调节睾丸温度的作用。阴囊上有很多皱褶，能收缩和舒张，可以调节睾丸周围的温度，使阴囊内温度比体温略低，有利于睾丸产生精子。

阴囊的皮肤表面有许多皱襞，而且靠近肛门，故容易隐藏污垢和细菌。另外，其皮肤有丰富的汗腺和皮脂腺，若长期不清洁，汗液和皮肤表面细菌会导致阴囊感染、发炎。此外，阴囊表皮如果聚积大量污垢，影响阴囊正常散热，会导致大量出汗，长期的汗液刺激也是形成阴囊湿疹的重要原因。

因此，为了保持阴囊的健康，要养成每天清洗阴囊的习惯，穿透气好、宽松的棉质内裤，保证阴囊部位有良好的透气环境。

（赵善超　南方医科大学南方医院）

29　睾丸有什么功能？

问题：

睾丸有哪些功能呢？

回答：

睾丸是男性的重要生殖器官，其主要具有两方面的作用：①产生精子；②具有内分泌作用。

生精小管可以产生精子，精子产生后运输到附睾短暂储存并发育成熟，然后经输精管运输到输精管壶腹部，并在射精时连同精囊液、前列腺液等共同形成精液，排出体外，具有生殖功能。

睾丸的内分泌作用是指睾丸中的间质细胞可以分泌雄激素。雄激素可以促进性腺器官的生长及发育，维持男性第二性征及男性的正常性欲。此外，雄激素还具有促进蛋白合成、增强骨骼和肌肉力量的作用。

（翁治委　广州中医药大学第一附属医院）

30 “蛋蛋”为什么会变大？

问题：

我今年22岁，一觉醒来发现自己的“蛋蛋”变大了，这是怎么回事？需要治疗吗？

回答：

睾丸的大小由基因决定。一般男性在成年后，睾丸就不再发育了。正常情况下，睾丸体积为15~25 ml。

男性在进行性交时，睾丸体积会因充血而变大。通常情况下，平时射精过度、手淫过于频繁也会导致睾丸变大。平时要注意不要穿过紧的内裤，避免不良的性刺激，清淡饮食，戒烟、戒酒，避免食用辛辣刺激的食物，节制手淫及性生活，通常休息数天就会恢复。同时也需要排除睾丸扭转、睾丸附睾炎、睾丸鞘膜积液及腹股沟疝的可能。因此，如果睾丸突然变大，建议到泌尿外科就诊，行血常规、尿常规、前列腺液常规等检查，并进行泌尿生殖系统彩超等检查，明确病因后在医生的指导下进行针对性治疗。

（郭海彬　河南省人民医院）

31 什么情况下需要做睾丸手术?

问题：

我有个男性朋友，最近因为睾丸有问题住院做手术了，这让同为男性的我有点害怕，睾丸也能做手术吗? 什么情况下需要做睾丸手术呢?

回答：

睾丸所在的阴囊区域可发生多种常见疾病，如精索静脉曲张、睾丸鞘膜积液、先天性睾丸下降不全（隐睾）、睾丸扭转、严重的睾丸损伤或睾丸肿瘤等，上述疾病均需要进行手术治疗。此外，还有一些比较少见的疾病，如先天性睾丸发育不良，睾丸萎缩，急、慢性附睾炎或附睾结核等，这类疾病通常需要根据患者病情及病因，选择药物治疗或观察随访。

（郑　涛　郑州大学第一附属医院；
郭海彬　河南省人民医院）

32 睾丸鞘膜积液需要做手术吗？

问题：

我今年 28 岁，最近发现睾丸在慢慢增大，刚开始没有明显的感觉，但最近发现阴囊肿大并有坠胀感。去医院检查，诊断为“睾丸鞘膜积液”。这个病是怎么回事？要做手术吗？手术要怎么做呢？

回答：

正常情况下，鞘膜囊内可有少量积液。当鞘膜的分泌和吸收功能失去平衡，或者分泌过多而吸收过少时，就会形成鞘膜积液。鞘膜积液分为 4 种类型，即睾丸鞘膜积液、精索鞘膜积液、睾丸精索鞘膜积液和交通性鞘膜积液。睾丸鞘膜积液可分为原发性和继发性。继发性睾丸鞘膜积液一般继发于外伤、炎症、肿瘤和丝虫病等。

睾丸鞘膜积液一般无症状，常在体检时发现。当体积较大时可有阴囊下垂感，睾丸内两层鞘膜之间有过多液体，进行彩超检查即可确诊。如果睾丸鞘膜积液逐渐增多，引起阴茎缩入皮下组织内，影响排尿、行走或劳动，这种情况下就需要进行手术治疗了。

睾丸鞘膜积液手术是泌尿外科常见的手术。具体手术流程为：①脊椎麻醉（俗称“腰麻”）–硬膜外麻醉后进行消毒；②在存在睾丸鞘膜积液的一侧阴囊区域找一个相对无血管区，切开阴囊皮肤、肉膜层，将切口切到睾丸鞘膜的壁层，将鞘膜囊完全游离出，并挤出切口外；③将鞘膜切开，排出里面的积液，切除多余的鞘膜，然后进行锁边缝合，或边缘止血，重新关闭切口，手术结束。手术后主要观察伤口内是否有出血、血肿。通常术后 5 天就可以拆线，7 天就可以出院。

（孙　睿　深圳市龙华区人民医院；
沈昌理　中山大学孙逸仙纪念医院）

33　什么样的睾丸鞘膜积液需要手术治疗？

问题：

我儿子 2 岁 10 个月，做 B 超发现双侧睾丸鞘膜积液，医生建议手术治疗。但我不想让这么小的孩子做手术，请问有没有不用做手术的治疗方法?

回答：

睾丸鞘膜积液是儿童比较常见的疾病，主要是由于鞘状突未闭，腹腔内的液体流入阴囊鞘膜内而形成。患儿在哭闹或大喊时，腹腔内压力增加，液体会流入睾丸的鞘膜，引起睾丸肿大。

一般来说，2 岁之前的患儿出现睾丸鞘膜积液都有自行吸收的可能，故可以观察到 2 岁。如果 2 岁以上的患儿仍存在睾丸鞘膜积液，则通常需要手术治疗。睾丸鞘膜积液可依据发病时间分成原发性睾丸鞘膜积液和继发性睾丸鞘膜积液。原发性睾丸鞘膜积液常见于婴幼儿，是由于先天性腹膜鞘状突未完全闭合而引起。继发性睾丸鞘膜积液多见于中青年或中老年男性，可能由睾丸、附睾局部的急性感染或炎症，腹腔内肿瘤，肝功能异常等引起。不同病因、不同程度的睾丸鞘膜积液对患者健康的影响和危害也因人而异。

对于 2 岁以上的原发性睾丸鞘膜积液患者，如症状明显或体积较大，影响外观，建议尽早治疗。对于继发性睾丸鞘膜积液，应寻找原发病因，针对病因进行治疗。在治疗原发病的基础上，积极手术处理睾丸鞘膜积液。

对于以下 3 种情况的鞘膜积液，建议进行手术治疗。

（1）交通性鞘膜积液：无论何种严重程度，均需要手术治疗。交通性鞘膜积液是由于腹膜鞘状突在出生后仍未闭合，导致腹腔内液体与鞘膜囊内液体相通，鞘膜积液时大时小。交通性鞘膜积液常需高位结扎腹膜鞘状突，故需要手术治疗。

（2）大量鞘膜积液：B 超测量鞘膜腔内积液量超过 4 cm 称为大量鞘膜积液，属于较为严重的鞘膜积液，通常非手术治疗无效，需要手术治疗。

（3）伴有明显临床症状的鞘膜积液：患者出现局部疼痛、阴囊皮肤红肿，且有明显坠胀感等症状，常说明鞘膜积液较为严重。这些症状多因感染或创伤引起。大多数鞘膜积液并无症状，但感染、创伤性的鞘膜积液会引起疼痛，影响患者生活质量。因此，对于伴有疼痛、坠胀感、体积显著增大，明显影响患者生活质量的鞘膜积液，都属于严重的鞘膜积液，需要手术治疗。

（荆　涛　青岛大学医学院附属医院）

34 睾丸鞘膜积液手术怎样做？有哪些注意事项？

问题：

我今年 20 岁，做 B 超查出睾丸鞘膜积液，医生建议进行鞘膜完全切除术。请问这个积液是怎么形成的？这个手术要怎么做？术后需要注意什么？

回答：

成年男性出现的睾丸鞘膜积液，通常属于继发性睾丸鞘膜积液，因此，首先应排查引起鞘膜积液的原发病因，并应针对病因进行治疗。如为阴囊或睾丸损伤引起，应根据损伤情况，决定早期手术探查并处理阴囊或睾丸损伤，如止血、修补及清除血肿等；如为急性附睾炎引起，则应首先控制急性感染，在此基础上，如鞘膜积液仍不能吸收，患者具有明显的临床症状，可进行手术治疗；如为睾丸肿瘤引起，则应首先考虑进行睾丸肿瘤的规范治疗，在此基础上，可考虑同时解决鞘膜积液的问题。

睾丸鞘膜积液手术常用以下 2 种手术方式：①鞘膜大部切除或完全切除术；②鞘膜翻转术。两者均为治疗睾丸鞘膜积液安全、有效的方法，均不会损害男性生殖功能，且恢复迅速、治愈率高。如存在交通性鞘膜积液，则需要同时进行鞘状突高位结扎术。

术后注意事项包括：①为防止伤口感染，在伤口愈合前应避免洗澡，避免水浸泡伤口；②儿童患者应尽量避免和减少哭闹、咳嗽，并预防便秘；③早期应注意多休息，避免站立时间过久和做剧烈跑跳运动；④适当增加营养，促进伤口愈合。

（郑 涛 郑州大学第一附属医院）

35 睾丸鞘膜积液手术有哪些术后并发症？

问题：

我今年23岁，医生安排下个月做睾丸鞘膜积液手术，请问术后可能有哪些并发症呢？

回答：

睾丸鞘膜积液手术常用的术式为鞘膜大部分切除或完全切除术和鞘膜翻转术。根据统计及临床观察结果，该类手术的术后并发症如下。

（1）感染：由于阴囊皮肤表面充满皱褶，给术前消毒和术后护理造成一定影响；加之此处清洁环境较差，极易发生创面或切口污染。一般情况下，软组织感染经加强抗感染治疗后则可恢复。若感染严重，继发阴囊内脓肿形成，则需切开引流、排脓。

（2）阴囊肿大：若采用鞘膜翻转术，由于术中未切除鞘膜，而是将其包裹于睾丸表面，如果鞘膜比较肥厚，术后可能由于鞘膜的炎性水肿、局部出血等因素导致阴囊整体形态增大；如果翻转的鞘膜对精索造成压迫，甚至影响静脉回流，则可能导致阴囊长期肿大或坠痛。

（3）血肿：在鞘膜完全切除术中，鞘膜组织内血管极其丰富，术中不易逐一结扎，若止血不彻底，术后可能继发血肿。

（4）睾丸萎缩：是鞘膜翻转术的罕见并发症。由于术后精索内血管受翻转鞘膜切口处的压迫而引起睾丸血液循环障碍，导致睾丸明显萎缩。

客观上讲，睾丸鞘膜积液手术是临床上十分常见的“小手术”，总体上安全性较高，发生上述各种并发症的概率非常低。

（李默农　青岛市立医院）

36 “不落地”的“蛋蛋”需要做手术吗?

问题：

我儿子才半岁，给他洗澡时发现他右侧阴囊空虚，触摸不到“蛋蛋”，而且阴囊发育情况也不如同龄孩子好，但没有其他不适。请问，孩子右侧的“蛋蛋”去哪里了？要怎么治疗呢？需要做手术吗?

回答：

男性胚胎在正常发育过程中，睾丸会从腰部腹膜后区域逐渐下降至阴囊，通常足月男婴在出生时睾丸就已经降至阴囊内。少数男婴至出生时睾丸仍未降入阴囊，而滞留于腹腔或腹股沟的某个部位，这种情况称为隐睾或睾丸下降不全。

隐睾是男童最常见的先天性生殖系统疾病。睾丸是生精的场所，而睾丸正常发育过程和发挥正常生精功能均需要有一个比体温略低的环境温度。如果睾丸不能下降至阴囊，会因腹腔温度过高而导致睾丸发育障碍并失去生殖能力。

手术是隐睾患者的最佳治疗方式。通常情况下，单侧隐睾的发病率较高，小儿隐睾手术的最佳治疗时机是6~12个月龄，最迟也不要超过18个月龄。家长如果发现孩子有隐睾，一定要及时带其到医院做检查，确诊后应尽早手术。如果在新生儿时期就发现孩子有隐睾，可以先观察一下，等其长到6个月时，如果睾丸还没有下降至阴囊，则应考虑手术治疗。

（李彦锋　陆军特色医学中心）

37 隐睾的手术方式有哪些？

问题：

我儿子1岁了，确诊“左侧隐睾”，医生建议做手术。请问，隐睾都有哪些手术方式？开放手术和微创手术该怎么选择呢?

回答:

隐睾的手术方式可分为微创手术和开放手术两类。

如果隐睾位于腹膜后，进行开放手术创伤大，可以采用微创手术，通过腔镜进入腹膜后探查、游离睾丸，进行睾丸下降固定手术。有些患儿的精索比较短，游离后长度不够，可能还需要进行二期手术或睾丸移植手术。

对于腹股沟部位的手术，由于腹股沟部位的位置表浅，使用腔镜手术反而增加手术操作的难度，故通常进行开放手术。

（徐　哲　谢起根　中山大学附属第一医院）

38 睾丸扭转需要做手术吗?

问题:

我 16 岁，踢了一场足球后 2 小时出现一侧睾丸和阴囊剧烈疼痛，还有阴囊肿胀。刚开始只局限在阴囊部位，之后疼痛向下腹部和会阴部延伸。到医院就诊，医生说是“睾丸扭转”，要做手术治疗。请问，睾丸扭转必须要做手术吗?

回答：

睾丸扭转是阴囊内常见急症之一。一般因发病前数小时内有剧烈活动，或睾丸受过外力而导致。睡眠或安静时突然发生睾丸剧烈疼痛是睾丸扭转的常见首发症状，也是其主要诊断依据之一。

睾丸扭转会引起睾丸局部血液循环障碍，如果未得到及时治疗，会给睾丸带来不可逆的损伤。对于完全性睾丸扭转，如果睾丸完全缺血超过6~8小时，通常会造成睾丸永久性、不可逆性损害。因此，一旦发生睾丸扭转，要立刻就诊并尽早手术抢救睾丸。

睾丸扭转的手术方法包括手术复位和手法复位两种。

手术复位是指手术打开阴囊，将扭转的睾丸复位后观察血供情况，如血供正常，再将睾丸、精索与阴囊壁层鞘膜或肉膜进行间断缝合固定，以免术后复发。

手法复位是指对于发病时间短、B超检查睾丸没有坏死的患者，为了争分夺秒，在上手术台前，可先给予镇痛药物和解痉药物。然后再尝试扭转并上提睾丸，沿常见扭转的反方向进行复位，或在两个方向分别尝试，如果患者疼痛缓解，睾丸下移至正常位置，常提示手法复位成功。复位成功后，可用“丁”字带托起阴囊，让患侧睾丸充分休息。单纯手法复位后不能防止睾丸扭转再次复发。故即使手法复位成功，也需常规进行手术固定，并且同时对对侧睾丸进行固定。

（刘贵华　中山大学附属第六医院）

39 睾丸手术有哪些并发症？术后有哪些注意事项？

问题：

我今年 28 岁，前几天去医院做了睾丸鞘膜翻转术。这种睾丸手术会有并发症吗？术后有哪些注意事项呢？

回答：

进行睾丸手术后，早期要注意出血情况，例如，患者睾丸切除后有可能发生阴囊内少量出血。一旦发生出血，可通过引流或抽出血液、阴囊冷敷及加压等方式治疗；如果术后伤口引流物中有血液流出或阴囊增大，就需要拆除缝线，清除血肿，并进行彻底止血，放置引流条。

感染也是睾丸手术后常见的并发症。如果手术切口出现红肿，甚至有加剧的趋势，或者患者发热，就要留意是否发生了感染，例如，对于睾丸鞘膜翻转术术后患者，如果鞘膜内层发生感染，就需要切开引流。其他常见并发症还包括疼痛和水肿等。

手术后宜清淡饮食，不要吃辛辣刺激性食物，可以多吃番茄和绿色蔬菜。同时，要戒烟、戒酒，避免熬夜。

（张亚东　中山大学附属第一医院）

40 显微取精手术怎么做?

问题:

我婚后1年，妻子一直没怀上宝宝。去医院检查，我被诊断为“无精子症”。医生建议进行显微取精手术，这个手术是怎么做的?

回答:

无精子症是影响生育的疾病之一，可分为梗阻性无精子症和非梗阻性无精子症，后者占比较大，占所有无精子症患者的60%~70%。非梗阻性无精子症患者的排精管道是正常的，但因睾丸存在生精功能异常，无法孕育后代。对于部分进行精液检测显示无精子的非梗阻性无精子症患者，可以通过显微取精手术，找到精子做试管婴儿。

显微取精手术的具体步骤为：①在麻醉下将阴囊皮肤切开，暴露睾丸；②睾丸外面有一个特别坚韧的白膜，打开白膜后，即可看到睾丸里有许多生精小管；③在显微镜下找到比较粗壮、饱满的生精小管，将其取出，这些生精小管中存在精子的可能性较高，如果在其内找到精子，就可以做试管婴儿了。

（洪　锴　北京大学第三医院）

41 显微取精手术有不良反应吗?

问题:

我婚后 2 年，被诊断为“无精子症”，医生建议做显微取精手术。请问，取精后会对身体有危害吗?

回答:

显微取精这项技术帮助很多男性朋友解决了生育问题。这项技术好比是在沙漠里寻找绿洲，如果能够在数以万计的曲细精管里找到个别有精子的小管，获得精子并成功受孕，那真是“不幸中的万幸”。

说起在睾丸上动刀，可能很多人会有恐惧感，患者对此问得最多的问题就是手术风险和并发症。事实上，显微取精手术的取样量很少，而且显微取精手术属于微创手术，大部分患者的出血量不超过 2 ml，对身体影响很小，基本不会影响患者的性功能。

显微取精手术的伤害主要是对阴囊局部的手术切口及睾丸的手术性损伤。术后有少部分患者可能会存在某些并发症，包括阴囊血肿、伤口感染及睾丸萎缩等。此外，手术取精后，睾丸内部的生精小管都被“翻找”了一遍，这对生精小管也是一种损伤。

然而，这些术后不良反应或并发症都比较少见，大部分患者可以顺利完成手术，术后疼痛也通常在 1~2 天减轻或消失。

（高　勇　中山大学附属第一医院）

二、附睾和输精管

附睾是一个由曲折、细小的管子构成的器官，其附着于睾丸背侧后缘，呈长条锁状，分为附睾头、附睾体和附睾尾，附睾尾下部变细的部分向内上弯曲移行成为输精管。附睾一端连着输精管，另一端连着睾丸的输出小管，睾丸内数以万计的生精小管产生的大量精子汇聚于睾丸内，并通过由睾丸内发出的若干输出小管进入附睾管。附睾的功能是运送、储存精子并促使精子进一步成熟。

输精管的一端邻近附睾尾部的导管，另一端与精囊管合并形成通向后尿道的射精管。输精管长 35~45 cm，外径约为 2 mm，内径一般小于 1 mm。

（郭海彬　河南省人民医院）

42 什么情况下需要做附睾手术?

问题:

我今年 25 岁，目前有经常性的性生活。1 周前突发右侧阴囊内肿胀、疼痛，昨天出现寒战、高热，附睾、睾丸的位置有肿大和硬结，压触时疼痛。去医院做 B 超显示有肿物。请问这种情况必须手术治疗吗?

回答:

根据该患者的年龄、发病特征和临床表现，考虑有急性附睾炎的可能。急性附睾炎是阴囊内常见的由细菌感染引起的感染性疾病。急性附睾炎通常多采用抗菌药物治疗，口服和静脉用药皆可。但由于附睾急性感染后，炎症消退往往很缓慢，因此，抗菌药物使用时间通常需要 2~3 周，甚至更长。部分急性炎症而导致肿胀严重者，可能会遗留慢性附睾炎症性结节，患者可能存在较长时间的坠胀疼痛和不适感，给患者造成很大痛苦。因此，对于急性附睾炎临床症状严重、药物治疗不佳者，也可选择手术治疗。可通过松解精索鞘膜，减少肿胀组织对睾丸、附睾血液供应的压迫，以促进炎症和感染的消退，并避免睾丸的坏死和萎缩。对于遗留较大附睾炎性结节并有明显疼痛不适者，或炎症反复发作者，也可考虑行附睾炎性结节切除手术。

此外，附睾结核、附睾脓肿患者都需要进行手术治疗。如果发现阴囊内有肿物，B 超显示肿物位于睾丸内，且为无痛性，则有睾丸肿瘤的可能，需要在综合分析判断的基础上进行睾丸切除。

（郭 巍 西宁市人民医院；
洪 锴 北京大学第三医院）

43 什么是双侧输精管结扎术?

问题：

我和太太结婚后已经有 2 个小孩，不打算再生孩子了。我俩在商量是她去做结扎还是我去做结扎，听说男性做输精管结扎术创伤小，术后恢复得快一些。请问是这样吗? 输精管结扎术是怎么做的?

回答：

双侧输精管结扎术是输精管绝育术的一种，其原理是将输精管结扎并切断，使精子无法经由输精管流出。理论上，双侧输精管结扎术的避孕成功率高达98%以上，且终身有效。

男性输精管结扎只需要在阴囊上开个小口，截断输精管即可，在局部麻醉下，在体表切个小口就能完成，属于小型手术，且创伤小、风险小；而女性做输卵管结扎手术需要在腹壁上开口，进入盆腔，才能将输卵管结扎，属于中型手术。此外，输精管解剖位置表浅，隔着阴囊皮肤即可触及，手术仅需局部麻醉，且手术时间短，很快就可以完成；而输卵管藏得深，结扎手术难度系数更大，无法在局部麻醉下进行。因此，与女性输卵管结扎术相比，男性输精管结扎术无论在便捷性、安全性、经济性，还是在可逆性方面，都优于前者。

双侧输精管结扎术的操作方法为：局部麻醉后，在患者两侧阴囊上各切开长约0.5 cm的小口，将两侧输精管拉出，分别结扎后切断，最后将切口缝合。输精管结扎术属于小型手术，只需要10~15分钟即可完成，术后第2天可正常上班。该手术无须进入腹腔，操作简单、安全，手术费用低廉，是性价比较高的避孕方法之一。

男性、女性都可以做结扎，具体可根据实际情况和个人意愿进行选择。术前，医生会给患者及家属就输精管结扎术后可能存在的并发症等进行充分沟通，患者在充分知情的条件下，可进行合理选择。

（万　子　中山大学附属第一医院）

44 输精管结扎后还能复通吗?

问题:

我跟太太已经有1个孩子了，暂时不打算再要孩子，考虑做输精管结扎，但过几年还想要孩子时还能复通吗?成功率高吗?

回答:

输精管结扎后的男性如果想要孩子，可以复通，但复通手术比结扎手术复杂，且通常需要住院手术。输精管结扎后复通的成功率相对较高，有报道显示，精确定点的显微输精管吻合术复通率可达99.5%。但成功率的高低与很多因素有关，包括结扎时间、手术技术和睾丸功能等，具体如下。

(1) 结扎时间：一般以15年为界限。结扎超过15年，可能对附睾、睾丸的功能影响较大，复通和配偶怀孕成功率相对较低。

(2) 手术技术：输精管的复通成功率与手术医生的手术技术密切相关。一般采用显微镜下的精细输精管吻合术，其成功率比传统的肉眼下缝合更高，手术更易成功。

(3) 睾丸功能：如果输精管结扎的男性在复通时年龄偏大，其睾丸、附睾的功能可能有所下降，也会影响术后的精液质量。

综上所述，男性进行输精管结扎后可以复通，且输精管的复通比女性输卵管的复通更容易，成功率更高，并发症更少，但其成功率与较多因素有关。

（王　涛　华中科技大学同济医学院附属同济医院；
张亚东　中山大学附属第一医院）

45 输精管结扎术后有哪些并发症？

问题：

我和太太已经有 2 个小孩，打算做节育手术。医生说我太太是“多囊卵巢综合征”，不建议做输卵管结扎，建议我做输精管结扎。听说输精管结扎是个小手术，但不知道术后会不会有并发症?

回答：

血肿是输精管结扎术后最常见的近期并发症。一般表浅血管损伤可引起小血肿或大血肿；如果损伤精索静脉血管或输精管动脉，则会引起巨大血肿；如果伤及睾丸动脉，引起血肿的同时还可能导致睾丸萎缩或坏死。

疼痛或痛性结节是输精管结扎术后另一种常见的并发症，且在性兴奋或射精时疼痛会加重。造成疼痛性结节的原因可能是手术操作过程中，进行输精管结扎时鞘膜周围组织分离不完全，导致结扎的组织过多，进而形成硬结或周围神经瘤样增生性结节。这种疼痛大多可以应用药物来缓解，但部分患者可能需要复通才能缓解。

附睾淤积症是输精管结扎术的远期并发症之一。因为精液的生成并没有停止，而输精管结扎阻断了精液的输出途径，破坏了附睾原有的分泌-吸收平衡，精液在附睾内淤积，附睾肿胀增厚。但并非所有的精液淤积都会发展成附睾淤积症。

（涂响安　中山大学附属第一医院）

46　男性结扎会影响性功能和射精吗?

问题：

提起男性结扎，大多数男性的第一反应是“胯下一凉”。不少人担心结扎后会影响自己在夫妻生活中的“表现”，甚至担心自己会因此而“不举”。请问，输精管结扎会导致阴茎“不举”吗？会影响性功能和射精吗?

回答：

有人担心男性做输精管结扎会影响其性功能，其实这种担心是大可不必的。男性的性功能主要受神经系统支配和睾丸产生激素的作用。雄性激素由睾丸分泌并通过血液运输，而结扎只是将男性输送精子的通道截断，并不会影响雄性激素的分泌和运输。因此，只要雄性激素不缺乏，男性的性功能就不会受到影响。

精子在睾丸里产生，成熟后储存在附睾里，可经输精管抵达壶腹部，然后与前列腺液、精囊液等一起排出体外。事实上，精子所占体积不足精液的 5%。在输精管结扎后，精囊腺和前列腺仍会正常产生分泌液，不会受到输精管结扎的影响。在性交过程中，结扎后的男性仍会有精液射出，只是这些精液内没有精子而已。因此，输精管结扎也不会影响男性射精。

如果将性交比作打仗，结扎是把精子困在它们的大本营——睾丸和附睾里，不让它们参加“战斗”，也就是说，精子和卵子没有“正面交锋”并“融为一体”的机会。但这样是既不影响“举旗”，也不影响“冲刺”的。所以，男性朋友们大可以安心。

此外，需要注意的是，目前并没有 100%完美的避孕方案。医生能给出的只是一个面向普遍人群的大数据汇总信息，也会有个体差异。

（庄锦涛　周明宽　中山大学附属第一医院）

47 输精管结扎后，精子都去哪里了？

问题：

网上说男性结扎是将输精管结扎并切断，使精子无法经由输精管流出。那么，结扎后的精子都去哪里了呢？会不会因为出口堵住了而引起并发症？

回答：

实际上，精子是一种特殊形态的细胞，如果它无法排出体外，就会被身体内的相关机制分解吸收，并不会对身体造成什么影响。

结扎术后，因为输送精子的通道被截断，睾丸源源不断产生的精子就会聚集于附睾和近端的输精管内。当精子在输精管及附睾内长期聚集和停留时，必然逐渐丧失活力，在身体内产生的蛋白酶和水解酶的作用下，精子的细胞成分可完全分解，并由淋巴系统吸收，之后会随着血液进入人体正常循环和代谢。大部分做了输精管结扎术的男性并没有出现任何由于输精管阻塞所导致的输精管附睾淤积的表现。

（周明宽　庄锦涛　中山大学附属第一医院）

48 被诊断为无精子症，该怎么办？

问题：

我 30 岁，男性，结婚 4 年，性生活正常，太太一致没有怀孕。多年前我曾有过阴囊睾丸区域肿大、疼痛，自己吃点抗生素就好了。最近做了精液化验，说是“精液中无精子”，而且中性α-糖苷酶很低。这是怎么回事？怎么处理啊？

回答：

无精子症在男性不育人群中占比约为 10%。无精子症患者根据其睾丸内是否存在精子生成，分为梗阻性无精子症和非梗阻性无精子症两大类，前者约占 40%，后者约占 60%。

临床上，对于每一位无精子症患者，均需要结合其详细病史，如性生活史、手术史、感染史、配偶受孕史等信息，并结合患者体格检查情况和化验检查结果进行综合分析，之后才能做出较为准确的判断。

本例患者曾经存在明显的睾丸肿痛病史，需要考虑其曾经患急性附睾炎，而急性附睾炎容易导致附睾梗阻，故需要考虑该患者存在附睾梗阻所致梗阻性无精子症的可能性。在进一步的诊断分析中，如果患者体检显示睾丸大小正常，输精管可正常触及；

同时仔细触摸附睾头、体、尾部的形态特征，如果双侧附睾尾部均存在附睾炎所导致的炎性硬结表现，并有附睾体部和头部饱满、增粗现象，常提示附睾梗阻可能性大。另外，还要结合血性激素检查结果，如果血卵泡刺激素、黄体生成素水平正常，睾酮水平在成年男性正常范围，常提示睾丸生精功能大概率是正常的。如精液分析中提示精液体积正常，pH 正常，常提示无射精管梗阻。该患者精浆生化存在典型的中性 α-糖苷酶降低，因为中性 α-糖苷酶是由附睾分泌，其降低常提示附睾平面存在梗阻。结合之前的相关病史和体检结果，综合考虑这位患者为附睾梗阻导致的梗阻性无精子症的可能性较大。

对于怀疑附睾梗阻导致梗阻性无精子症的患者，可选择进行阴囊手术探查，术中取附睾头部或体部区域的附睾管内液体，在显微镜下观察有无精子。如果附睾内存在大量精子，同时向输精管远端探查显示输精管全程通畅，则可明确证实存在附睾梗阻性无精子症，可以行输精管附睾显微吻合术。术后精道再通比例为 70%～80%，患者的配偶将来大概率有自然怀孕的机会。

（周明宽　涂响安　中山大学附属第一医院）

三、精索静脉

精索静脉是走行于精索的一组静脉血管。由精索内静脉、精索外静脉及输精管静脉组成。这些静脉在阴囊内相互交通、盘曲，形成精索静脉丛。左侧汇入左肾静脉，右侧汇入下腔静脉。

49 “蛋蛋”表面看（摸）到“小蚯蚓”是怎么回事？

问题：

我今年 16 岁，最近几周在“蛋蛋”表面可以摸到像小蚯蚓一样的东西，没有疼痛的感觉，也没有其他异常，请问这是什么病？需要治疗吗？

回答：

该患者的症状是典型的精索静脉曲张。精索静脉曲张是指精索内的蔓状静脉丛迂曲、增粗、扩张，与腿部静脉曲张相似。精索静脉曲张常形成于青春期，该病十分常见，在 100 名男性中就有 10~15 人患有精索静脉曲张。

精索静脉曲张多见于左侧阴囊，这是因为男性两侧精索内静脉的回流路径不同，左侧精索静脉回流至左肾静脉，而右侧精索静脉回流至下腔静脉。男性在直立状态下，左侧精索静脉具有更大的回流阻力。少数患者可同时存在双侧精索静脉曲张，但这种情况很少见。精索静脉曲张是在静脉回流阻力增加、静脉瓣功能不全等多种因素作用下，引起精索静脉内血液反流，导致蔓状静脉丛血管迂曲和扩张。大多数精索静脉曲张患者没有临床症状，少数中、重度精索静脉曲张患者具有典型的症状，如剧烈运动或久站后出现患侧阴囊坠胀不适，但平卧休息后症状可以明显减轻或完全缓解。

精索静脉曲张可能会影响精子的产生并影响精液质量，是引起男性不育的常见病因之一。精索静脉曲张还可合并或引起多种并发症，例如，青春期前的精索静脉曲张可能导致患侧睾丸发育滞后，体积小于健侧、质地变软等。手术是治愈精索静脉曲张的常规方法，经过规范的手术治疗，患者的预后通常较好。

针对该患者的情况，建议尽快就医。医生会根据其体格检查和B 超检查结果，并结合精液分析情况，综合判断精索静脉曲张的严重程度及对患者健康的影响，从而做出手术或观察的建议。

（邓春华　张亚东　中山大学附属第一医院）

50 精索静脉曲张需要做手术吗?

问题:

我患有精索静脉曲张，医生建议我做手术，请问这个病必须做手术吗? 还有其他方法可以治疗吗?

回答:

关于精索静脉曲张患者是否需要手术治疗的问题，需要具体问题具体分析。

大多数男性的精索静脉曲张不会对生育有太大影响，但仍有20%的精索静脉曲张会影响生育。对于青春期前的患者，应观察、比较健侧和患侧睾丸的体积差异，如果体积差超过 20%应考虑手术治疗；否则，建议在 16 岁以后进行精液分析，以确定是否影响了睾丸功能，如果精液质量受到明显影响，则需要进行精索静脉曲张手术。即使精液分析正常，也应每 1~2 年复查精液常规，并监测精索静脉曲张的严重程度。因为随着时间的推移，精索静脉曲张可能会加重，患者精子质量也可能会下降，生育问题可能会在数年后出现。

从曲张程度来看，如果患者属于轻度精索静脉曲张（Ⅰ度）且无症状，可以不做手术，定期观察、定期复查即可，但要注意局部护理，减少对局部的压迫，不要长期久站或久坐。有疼痛症状时，可遵医嘱服用马栗树籽提取物（迈之灵）等改善血管功能的药物，或者服用非甾体抗炎药，如布洛芬、吲哚美辛。但需要在医生指导下用药，不可擅自服用。

如果为Ⅱ度以上精索静脉曲张，且存在疼痛、不适症状，已影响患者正常活动，甚至精液质量下降，则需尽快手术治疗。常见的手术方法包括精索静脉高位结扎术、腹腔镜下精索静脉结扎术、显微镜下精索静脉结扎术，以及显微镜下精索静脉转流术等。目前，显微镜下精索静脉结扎术因其创伤小、疗效好、并发症少及复发率低等优势，已成为国内外指南和共识推荐的首选手术方式。显微手术方式包括经阴囊静脉结扎、经腹股沟管静脉结扎和腹膜后精索内静脉结扎。对于精液质量异常的患者，采用手术和药物联合治疗，其精液各项参数的改善（包括夫妻性生活后受孕概率）明显优于单纯手术治疗的患者。

（郑　涛　郑州大学第一附属医院；

郭海彬　河南省人民医院）

51 精索静脉曲张手术怎么做？

问题：

我今年 28 岁，2 个月前开始，剧烈运动或久站后，出现一侧阴囊坠胀不适，休息后减轻。医生诊断为“精索静脉曲张”，需要做手术。请问这个手术是怎么做的？怎样选择手术方式？

回答：

精索静脉曲张有很多种手术方式。传统的手术原理是阻断曲张静脉的血液流动。目前，公认的首选手术方式是显微镜下精索静脉结扎术，传统的精索静脉高位结扎术、腹腔镜下精索静脉结扎术目前已较少应用。

(1) 显微镜下精索静脉结扎术：在患者腹股沟管或外环口区域做一个长 2~3cm 的切口，提起精索，在显微镜下结扎所有的精索小静脉，避免输精管、睾丸动脉和淋巴管损伤。整个过程需要 1~2 小时完成。显微镜下精索静脉结扎术是目前治疗精索静脉曲张的推荐术式，其优势在于术中能清晰分辨睾丸动脉、精索内静脉、淋巴管和输精管等结构，精确结扎精索内静脉，不损伤周围组织，明显降低术后精索静脉曲张复发、睾丸萎缩及阴囊水肿等并发症的发生风险。

(2) 精索静脉高位结扎术：是一个比较传统的手术方式，可以采用硬膜外麻醉或脊椎麻醉。在腹股沟上方切开 4~5 cm 的切口，切开腹壁各层后，进入内环口平面，将扩张的静脉血管结扎即可。肉眼下进行该手术时，常难以分辨睾丸动脉，故容易将睾丸动脉连同精索内静脉一同结扎。

(3) 腹腔镜下精索静脉结扎术：在腹部做 1~3 个小孔，插入观察镜及操作器械，进入腹腔内在内环口以上区域进行精索静脉结扎。这种腹腔镜下的操作难以识别和分离睾丸动脉，因此，常采用精索血管（包括静脉和动脉）的集束结扎。手术时间较短，常可在 30 分钟内完成。如果为双侧精索静脉曲张或之前曾做过其他手术的患者，进行腹腔镜下精索静脉结扎手术则更加便利。

此外，中山大学附属第一医院成功施行了重建精索回流血管的显微镜下精索静脉转流术，把睾丸精索静脉血流转运到腹壁浅静脉。该术式不仅能减少术中对于腹股沟末段提睾肌等正常结构的影响，而且能第一时间在术中建立一条精索静脉的血液回流通道，从传统的“堵”转为“疏通”和“转流”，更符合生理要求。初步显示了患者症状和静脉曲张快速恢复的良好结果。

（傅　强　山东省立医院）

52 做精索静脉曲张手术后能提高生育力吗？

问题：

我和太太结婚后一直没有孩子，做了检查后，医生诊断我是“精索静脉曲张”。没想到做完精索静脉曲张手术后仅仅半年，我太太就怀上孩子了。请问，做精索静脉曲张手术可以提高生育力吗?

回答：

通常来说，实施精索静脉曲张手术对于提高患者精液质量确实有帮助。精索静脉曲张一般是指精索内的蔓状静脉迂曲、淤血、扩张，可导致静脉回流不畅，使睾丸温度升高，进一步影响精液质量，影响生育力。因此，精索静脉曲张问题解决后，大部分患者的精液质量会有所提高。但如果男女双方合并其他基础疾病，或存在其他削弱精子质量的因素，术后精液质量改善也可能不明显，女方怀孕的概率也未必能如愿提高。

（高　勇　中山大学附属第一医院）

53 显微镜下精索静脉结扎术有哪些优缺点？

问题：

我被诊断为“精索静脉曲张”，我在网上查询到精索静脉结扎术有很多种手术方式，而医生建议我做显微镜下精索静脉结扎术。请问，显微镜手术有哪些优缺点？

回答：

精索静脉曲张的显微外科手术是治疗精索静脉曲张的微创手术治疗方法。由于精索静脉曲张血管较细，通过显微镜的放大作用，可将所有精索静脉彻底结扎，防止遗漏。目前，显微镜手术已成为精索静脉曲张治疗的首选方法。

（1）优点：与传统开放性手术相比，显微镜手术具有以下明显优势。

1）显微镜手术是在显微镜下进行的精细手术，手术野可以放大15~20倍，可更清晰地分辨静脉、动脉和淋巴管，减少损伤动脉和遗漏静脉的可能，也可以保护淋巴管，极大降低了出现阴囊壁水肿和睾丸鞘膜积液的概率。

2）由于显微镜手术可以清晰分辨每一条微小的动脉血管并予以保留，比传统开放性手术保留动脉的成功率更高，睾丸萎缩的概率也是所有精索静脉结扎术式里最低的。

3）术后复发率低。目前来讲，显微外科手术的复发率低于5%。

4）在显微镜下行精索静脉高位结扎可联合腹壁浅静脉转流术，在阻断静脉血反流的基础上，建立新的静脉回流通道。转流术不但解决了睾丸的淤血、改善了睾丸局部循环，组织缺氧代谢得以纠正，还消除了肾静脉反流，阻止肾上腺代谢产物对睾丸的毒性作用；同时，提供了一条血液回流的有效途径，在短时间内就可以消除症状，不必担心侧支循环建立后复发的可能，真正做到了“从堵到疏”，使睾丸生精功能恢复成为可能。

（2）缺点：与传统开放性手术或腹腔镜下手术相比，显微镜手术的技术难度较高、手术时间较长。

（涂响安　周明宽　中山大学附属第一医院）

54 精索静脉曲张手术有哪些风险和并发症？

问题：

我下个月要做精索静脉曲张手术了，请问，精索静脉曲张手术的风险大吗？可能会有哪些并发症？

回答：

精索静脉曲张手术是常规手术，在手术难度分级中约为 3 级（手术分级最高难度为 4 级），其手术风险并不高。在精索静脉曲张的多种常见手术方式中，显微镜下结扎术的技术难度较高，手术风险相对较大，但对于长期从事显微男科手术的临床医生而言，显微镜下结扎手术仅是一种入门级的手术。如果借助微型多普勒在术中对睾丸动脉进行分辨，该类显微手术的风险会进一步降低。

精索静脉曲张手术的术后并发症主要包括：①精索静脉曲张残留或复发。这是术后常见的并发症之一，不同手术方式的复发率不同。所有术式中，显微镜下精索静脉结扎术的残留率或曲张复发率最低。②睾丸鞘膜积液。③睾丸动脉受损，在极少数情况下，睾丸动脉损伤会导致睾丸萎缩。

（孙祥宙　涂响安　中山大学附属第一医院）

55 精索静脉曲张做完手术后会复发吗？

问题：

我刚做完精索静脉曲张手术，手术很成功，今天出院。请问，手术之后还会复发吗？复发的概率有多高呢？

回答：

精索静脉曲张手术的术后复发率根据手术方式的不同而有所差异，具体如下。

（1）腹膜后入路的高位结扎术：术后复发率为 11%~15%。

（2）腹股沟入路的结扎手术：术后复发率约为 13.3%。

（3）腹腔镜下手术：术后复发率为 10%以上。单侧精索静脉曲张患者不推荐采用该术式，因其会干扰脏器，甚至引起并发症。

（4）介入栓塞手术：术后复发率约为 9%。

（5）显微镜下手术：术后复发率最低，低于 5%。

当然，以上只是既往手术统计得出的数据，具体是否复发还与每例患者的实际血管情况及术者的技术熟练程度有关。此外，如精索静脉曲张手术后经常进行高强度运动或训练，也可能导致复发率升高。

（郭泽信　孙祥宙　中山大学附属第一医院）

56 胡桃夹综合征一定要手术吗？

问题：

我儿子 10 岁，最近 1 个月出现腰痛、血尿症状，去医院做检查，医生诊断为“胡桃夹综合征”。这是一种肾脏疾病吗？需要手术治疗吗？

回答：

胡桃夹综合征又称肾静脉受压综合征，是由于腹主动脉和肠系膜上动脉之间形成了夹角，像胡桃夹一样夹住了穿行在它们之间的左肾静脉，导致左肾静脉受压而出现腰部酸痛、血尿、蛋白尿，甚至会引起精索静脉曲张。瘦长体型或青春期迅速长高的男性容易出现胡桃夹综合征。

患者症状较轻时，可以进行非手术治疗。药物对症治疗包括：①血管紧张素转化酶抑制剂，如贝那普利和卡托普利等，该类药物可以扩张外周血管，降低尿蛋白；②非甾体抗炎药，如阿司匹林，该类药物具有抑制血小板聚集的作用，可以提高胡桃夹综合征患者的肾血流灌注。如选择进行非手术治疗，需要在医生的指导下服用对症治疗药物，切勿自行服药。用药期间，应注意观察有无血尿或腰腹疼痛的症状，如有，则需立即就医。

如果非手术治疗无效或症状加重，则需进行手术治疗。具体有以下几种情况可以考虑手术治疗：①经 2 年以上内科对症治疗后症状无缓解（或加重）；②出现并发症，如腰部酸痛、血尿、蛋白尿，尤其是运动后加重；③出现肾功能损害，精索静脉曲张并发精液质量下降。

（韩大愚　孙祥宙　中山大学附属第一医院）

57 胡桃夹综合征的手术治疗方法有哪些？

问题：

我儿子今年 22 岁，医生诊断为“胡桃夹综合征”，药物治疗 2 年效果不佳，医生建议手术治疗。请问，治疗这个病都有哪些手术方法?

回答：

胡桃夹综合征的常见手术治疗方式包括开放性手术、腹腔镜手术和介入治疗——左肾静脉支架植入术。开放性手术是经典的治疗方法，可有效缓解症状。左肾静脉支架植入术的案例近年报道较多，但对该方法的应用尚存争议。有学者指出，介入治疗缺乏长期研究结果，支架植入后有发生血栓形成、血管穿孔，以及支架移位至下腔静脉或心脏，严重者需开胸手术治疗等严重问题的风险，且支架植入后需终身进行抗凝治疗，可导致药物不良反应等问题，对于儿童患者尤其需要谨慎。

无论选择何种手术方式，创伤都比较大，并且其疗效理论和实际均存在一定差异和争议。因此，除非患者有严重血尿、蛋白尿等，否则手术决策需慎重。

（李彦锋　陆军特色医学中心）

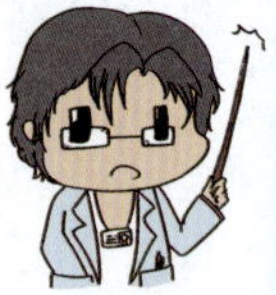

第4章 尿道手术

一、尿道下裂手术

尿道是从膀胱通向体外的管道。正常男性的尿道长约18 cm，起自膀胱的尿道内口，穿过前列腺部、球膜部和阴茎海绵体，止于阴茎头顶端的尿道外口，兼有排尿和排精功能。男性尿道在尿道膜部有一环形横纹肌构成的括约肌，称为尿道外括约肌，由意识控制。

尿道下裂是泌尿男性生殖系统常见的先天畸形之一。国内最新流行病学调查显示，我国尿道下裂发病率为9.03/10 000。尿道下裂是因前尿道和尿道海绵体发育不良而导致尿道开口位置异常，尿道开口不在正常的阴茎头顶端，而是位于阴茎头部至会阴部之间的任何部位。正常的胚胎发育期间，尿道口自后向前闭合，形成完整尿道，但如果闭合过程受阻，就会形成尿道下裂。

（李　虎　广州市白云区妇幼保健院）

58 怎样发现男孩尿道下裂?

问题:

我儿子刚满1周岁，我发现他的“小鸡鸡”与别的小朋友不太一样，阴茎背侧的包皮特别多，阴茎也比较小，而且向下弯曲、直不起来；尿道口也没有长在阴茎顶端，站着小便时经常尿湿裤子，医生诊断为“尿道下裂”。我们如果能早一点发现就好了，怎么才能尽早发现宝宝有没有尿道下裂呢?

回答:

男孩的父母要在孩子出生后，多留意观察其尿道口的位置，看是否有尿道口位置异常。尿道异位开口可出现在阴茎到阴囊连线的任何位置，有些孩子的阴茎还会向下弯曲。此外，还有一个明显的现象就是，当你发现孩子站立排尿时会尿湿裤子，就要注意他有没有尿道下裂了。

（张亚东　中山大学附属第一医院）

59 尿道下裂怎么治疗?

问题:

我儿子出生 2 个月,因为一直包着尿布,我们没有发现异常。但最近发现孩子的尿线呈伞状,我们仔细观察才发现,他的尿道开口不在阴茎头顶端,而是在阴茎的腹侧面。网上说这是尿道下裂,请问应该怎么治疗呢?可以不做手术吗?如果需要做手术,什么时间做合适呢?

回答:

该患儿的情况属于尿道下裂,需要进行手术治疗。

根据患儿尿道口位置的不同,尿道下裂可分为阴茎头型、阴茎型、阴囊型和会阴型 4 种。由于尿道口开口位置异常,患儿无法正常站立排尿,长此以往,容易出现自我性别认同障碍,并可能会在心理上产生阴影。除了尿道开口位置异常外,尿道下裂患儿的阴茎大多向下弯曲,如果不尽早治疗,成年后将无法进行正常的性生活。

尿道下裂是一种先天性疾病,不会随着孩子长大而好转,手术是治愈尿道下裂的唯一方法。但并非所有尿道下裂患儿都必须手术治疗,发现孩子有尿道下裂相关症状应马上就医,请医生评估严重程度，确认是否需要手术，以及手术治疗的合适时机。

如果尿道口在阴茎头下方，阴茎也比较直，患儿可以往前下方排尿，则为轻度尿道下裂，可以不做手术。但若为了更加美观，也建议手术治疗。如果尿道口位置很靠后，若不做手术矫正，站着排尿时就会尿在自己的裤子上；成年后还可能因射精射不到阴道内而影响生育，这种程度的尿道下裂则必须进行手术治疗。

手术的最佳时机一般在患儿 6~18 个月龄，最早也可在 4~6 个月龄，具体取决于患儿的阴茎发育程度。术后患儿可以站立排尿，成年后也可以进行正常的性生活。

（张亚东　邓春华　中山大学附属第一医院）

60 尿道下裂修复术有哪些常用的手术方式？

问题：

我儿子出生时“小鸡鸡”就跟同龄宝宝长得不一样，他阴茎头外露，“小鸡鸡”前下方的皮肤好像少一些。咨询了医生才知道这是尿道下裂，而且比较严重。医生建议在孩子 6 个月以后手术治疗。请问，尿道下裂手术都有哪些手术方式？该怎么选择呢？

回答：

手术是治疗尿道下裂的唯一有效方式，主要包括阴茎矫直术和尿道成形术。尿道下裂的具体手术方法包括 Duckett 术式和 Snodgrass 术式。Duckett 术式是用尿道内板材料卷管代尿道；Snodgrass 术式应用原本的尿道沟，可转移阴茎背侧皮下带血管蒂筋膜组织覆盖加强尿道。

尿道下裂修复术的目标为除了恢复患者站立排尿功能以外，还要兼顾尿道和阴茎的外观重建。针对不同类型的尿道下裂，可选用不同的手术方式，而且皮瓣的设计和阴茎弯曲的纠正都有技巧。近年来，随着新技术的发展、改进和新缝合材料的应用，使其疗效较以前有了显著提高。尽管如此，目前对哪种治疗方式最佳仍无定论。

（1）阴茎矫直术：主要针对存在阴茎弯曲的患者。尿道下裂的阴茎矫直需根据阴茎下曲的类型进行对应矫正，部分患者通过松解纤维条索即可解决。

（2）尿道成形术：根据尿道下裂阴茎的弯曲程度、尿道板是否保留、尿道板宽度、尿道缺损长度，以及局部材料条件选择适宜的手术方式。手术医生会评估患者阴茎和尿道板的情况，尿道下裂程度越严重，大多数医生会越倾向于选择进行分期手术。尿道成形术适用于尿道外口狭窄扩张无效，或外口切开术后尿道口狭窄的患者。

（谢起根　徐　哲　中山大学附属第一医院）

61 尿道下裂修复术后有哪些并发症?

问题:

我儿子1岁2个月,刚做完尿道下裂修复术,医生说手术很成功,明天就可以出院了。请问术后有哪些需要家长留意的并发症?

回答:

尿道下裂修复术后最常见的并发症是尿瘘。发生尿瘘时,尿液除了会从尿道口排出外,还会从形成的尿道瘘口排出。如果远端排尿良好,部分患者可自行愈合;但如果超过4周仍无法自愈,则需要考虑进行第二次修补。

尿道狭窄也是尿道下裂修复术后常见的并发症之一。术后如出现尿线变细、排尿困难,则需警惕是否有尿道狭窄的发生。

此外,还要注意观察是否有术后感染和切口愈合不良等并发症。

(郑　涛　郑州大学第一附属医院;
张亚东　中山大学附属第一医院)

62 尿道下裂修复术后有哪些注意事项?

问题:

我儿子 10 个月，刚做完尿道下裂修复术。医生说这个手术把阴茎开口移动了正确的地方，让孩子能更容易地排尿。今天孩子就出院了，请问孩子在家休养时需要注意哪些事项?

回答:

儿童患者的术后恢复期相对较长，出院时，阴茎上可能有网眼纱包裹、尿道内可能有支架管存留，此时需重点防止伤口感染和尿路感染，以免支架管存留时间延长。此外，孩子的自控能力差，需要有专人在旁看护，以免其抓脱伤口敷料，污染伤口。要定期到医院更换切口敷料。术后十余天后，切口可完全愈合，可以遵医嘱给孩子进行局部温水浴，其后让孩子的阴茎自然干燥或用棉签轻轻沾干。然后，将红霉素软膏或其他抗生素药膏涂满阴茎表面。

在饮食上需要注意的是，孩子在手术后需要摄入大量液体。回家后，需要喝比平常更多的水；多吃富含纤维的食物，包括全麦面包和新鲜水果等；食用容易消化的食物，清淡饮食，忌辛辣，防止便秘；手术后 3 天内不要用力排便，如果排便困难，可使用开塞露。

（伏　雯　广州妇女儿童医疗中心；
郑　涛　郑州大学附属第一医院）

63　尿道下裂怎样预防?

问题：

网上说尿道下裂的比例很高，每 300 个男孩里就有 1 个尿道下裂，请问，尿道下裂是什么原因造成的？有什么预防办法吗？

回答：

尿道下裂是遗传因素、环境因素、内分泌因素及其他因素综合作用的结果，具体如下。

（1）遗传因素：尿道下裂有明显的家族倾向。20%~25%的临床病例具有遗传因素。

（2）内分泌因素：在胚胎发育过程中，胎儿雄激素分泌不足或对雄激素不敏感，可导致尿道下裂。此外，母亲年龄过大、接触某些化学物质、孕期摄入激素、早产等也是尿道下裂的高危因素。在胚胎发育过程中，由于内分泌异常导致尿道沟融合不全，也可形成尿道下裂。孕早期母亲摄入孕酮，其儿子发生尿道下裂的概率增高。

（3）环境因素：国内外研究显示，目前尿道下裂的发病率有逐年增高趋势，这可能与环境污染有关，特别是环境内分泌干扰物的影响。

因此，准妈妈在孕期要避免感冒。尽量不要化妆，因为化妆品中的铅、汞等物质会影响胎儿的正常发育，可能造成胎儿畸形。孕期禁忌服用致畸药物，同时避免接触放射线。避免饮酒，因为酒精会通过胎盘进入胚胎，对胎儿的发育造成严重损害。此外，准妈妈要保持心情愉快，如果精神紧张，刺激肾上腺皮质分泌激素，可能阻碍胚胎中某些组织的正常发育，也可能造成胎儿畸形。

（伏　雯　广州妇女儿童医疗中心）

二、尿道狭窄手术

64 尿道狭窄是怎么回事？

问题：

我 45 岁，最近 2 个月逐渐感觉排尿困难，而且有加重趋势；

排尿时间很长，还有尿分叉，总感觉尿不尽。我自己买了抗感染的药来吃，但效果不明显。我需要去医院吗?

回答：

根据该患者的症状，建议去医院检查确认是否有尿道狭窄。尿道狭窄主要表现为排尿困难，开始会感觉排尿费力，排尿时间延长，并且尿液分叉；之后会发现尿线逐渐变细，射程变短，甚至呈滴沥状。当逼尿肌收缩也不能克服尿道阻力时，患者残余尿增多，会出现充盈性尿失禁或尿潴留。也可表现为尿路感染、附睾炎、残尿量增多，以及射精能力下降。少数患有尿道狭窄的男性患者伴有性功能障碍，其中勃起功能障碍比射精功能障碍更为常见。

尿道狭窄会引起尿潴留，并发感染，进而导致反复尿路感染、尿道周围脓肿、尿道瘘和前列腺炎等。尿潴留还会导致上尿路积水，最终发展成为慢性肾衰竭。该患者已经出现排尿困难症状，需要及时就医并进行治疗。

对于尿道狭窄患者的评估，医生一般从病史询问开始。有外伤史或有尿道下裂修补术、尿道扩张术、尿道内切开术等手术史的患者出现梗阻症状时，应考虑尿道狭窄。其次是询问症状，患者多有排尿费力、尿线变细的症状。尿道镜检查是诊断尿道狭窄的简单、快速方法，可明确狭窄部位及程度，但其为有创检查，因此，多数情况下还需要先进行影像学检查。逆行尿路造影和排泄性膀胱尿道造影联合使用，可完整观察尿道的情况，明确有几处狭窄，以及狭窄的长度、部位和程度等。尿道镜和尿道造影无法显示海绵体周围情况，此时可借助B超或MRI检查。

（曾建峰　中山市人民医院）

65 尿道狭窄有哪些手术方法？

问题：

我父亲62岁了，近几个月出现排尿困难，刚开始以为是前列腺增生造成的，到医院做了逆行尿路造影发现尿道狭窄。医生说需要手术治疗，对于尿道狭窄，现在都有哪些治疗方法呢？

回答：

尿道狭窄是泌尿外科的常见疾病，其治疗方法通常分为手术治疗和腔内治疗。

(1) 腔内治疗：具有操作简易、创伤小、康复快、安全性高、并发症少等优点，逐渐成为临床治疗尿道狭窄的重要方法之一。等离子和激光等各种设备的普及和新型尿道支架、移植物的应用，使腔内手术操作更方便，损伤更小。然而，因为尿道狭窄病因的多样化，以及尿道解剖结构的特殊性，并非所有腔内治疗效果都很理想，部分患者的远期疗效欠佳，需考虑采用其他治疗方案。

尿道内放射治疗、腔内注射药物或干细胞治疗，以及置入新型导尿管等非手术治疗方法也在尿道狭窄的治疗中进行了探索性应用。结果显示，以上治疗方法均有利于改善腔内治疗的效果。近年来，国内外各种腔内微创治疗方法和药物在尿道狭窄的治疗方面取得了较多的新进展，但仍需更多研究以证实其安全性、可行性和有效性，并确定恰当的手术时机。

（2）手术治疗：对于严重的尿道狭窄通常采用尿道成形手术进行治疗。尿道狭窄手术有不同的手术方式，其中最主要的术式为尿道替代成形术和尿道狭窄段切除端-端吻合术，其核心就是是否涉及组织移植。

涉及组织移植的手术主要为尿道替代成形术或尿道扩大成形术，该术式通过患者的自体组织来重建或扩大尿道管腔，通常利用舌黏膜、口腔黏膜、膀胱黏膜及结肠黏膜等进行替代和扩大成形。目前国际上通常采用口腔黏膜替代重建尿道来治疗尿道狭窄。

对于没有涉及组织移植的尿道吻合术，则通过离断尿道和非离断尿道的方式进行。对于尿道狭窄处的瘢痕进行有效切除，随后将正常的尿道组织进行对合连接缝合。对于骨盆骨折导致的后尿道断裂患者，不建议进行尿道扩张或尿道内切开，而需要进行尿道端-端吻合术。

尿道扩张术、直视下尿道内切开术或尿道成形术用于球部狭窄较短（<2 cm）患者的初始治疗。对于复发性前尿道狭窄患

者，建议选择尿道成形术；对于不适用于尿道成形术的患者，推荐直视下尿道内切开术后自我导尿，以保持尿道暂时通畅。

（姚海军　上海交通大学医学院附属第九人民医院；
张亚东　中山大学附属第一医院）

66 尿道狭窄手术后有哪些注意事项？

问题：

我今年 38 岁，因尿道狭窄刚做完尿道成形术，手术成功，现在术后 1 周出院回家。请问，术后有什么需要注意的吗？

回答：

尿道成形术术后 3~7 天伤口基本稳定。

术后需要注意以下几点：①要定时到医院更换切口敷料，保持伤口清洁卫生，这样有助于尿道黏膜的修复；②要避免压迫会阴和小腹，以避免腹内压升高，引起尿道水肿、疼痛，有助于促进术后尿道恢复；③避免长时间憋尿，避免参加剧烈运动，以免尿道内压升高，引起伤口裂开，影响恢复。

此外，术后定期随访非常重要。因为仅通过自己排尿的感觉无法准确判断狭窄有无复发。规范随访的时间应在术后 3 个月、6 个月、12 个月和 24 个月进行。随访内容主要包括尿流率测定、尿道造影检查、尿道镜检查及尿道 B 超检查等。判断治疗成功的标准包括通过尿道膀胱镜检查评估尿道通畅、尿道造影显示术后无复发性狭窄、残尿量<100 ml、最大尿流率（Q_{max}）>15 ml/s、无尿路感染、可顺利通导 F16 号尿管，以及下尿路症状改善。规范的随访有助于早期发现术后是否出现复发症状，以便及时补救。

（李彦锋　陆军特色医学中心）

67　尿道狭窄手术后有哪些并发症？

问题：

我上个月运动时跌倒坐到了栏杆上，当时很痛，但因没有流血，也没有别的异常，就没去医院。后来疼痛减轻了，但出现排尿困难，去医院检查，诊断为“尿道狭窄”。医生建议我做尿道扩张手术，请问一定要做手术吗？术后会有并发症吗？

回答：

骑跨伤是尿道损伤中最常见的损伤类型。日常活动中，因不慎使会阴骑跨在楼梯、扶栏、跳板、铁杆或凳缘上，尿道被挤压于硬物与耻骨联合间而致伤。骑跨伤的痛是难言的痛，除了常见的会阴部肿胀和尿道流血之外，部分患者甚至会出现骑跨伤后阴茎异常勃起的情况。

骑跨伤最容易损伤尿道球部，这个部位是男性的会阴区，是暴露于体表最浅的部位。外伤后可能出现会阴部肿胀和尿道流血等症状。尿道受伤后，机体会有一个自我修复的过程，但自我修复以纤维瘢痕修复为主，修复后尿道会出现狭窄，弹性变差，进而带来排尿困难、排尿费力，远期甚至出现上尿路损伤的不良后果。因此，如出现尿道骑跨伤，不建议放任不管，而等待其自我修复，需要到医院请医生评估并处理，预防修复后的并发症。

该患者已经确诊“尿道狭窄”，如果不手术治疗，尿道狭窄不会自我缓解，只会加重，严重时可引起尿潴留，并发感染，进而导致反复尿路感染、尿道周围脓肿；尿潴留还会导致上尿路积水，甚至出现慢性肾衰竭。因此，需要尽快进行手术治疗。

尿道狭窄手术可出现以下常见并发症。

(1) 尿道狭窄复发：虽然已经做完手术，但可能还会发生尿道狭窄。这是最主要的并发症之一，也是患者需要自我观察和随访的症状之一。

(2) 勃起功能障碍：无论是前尿道手术，还是后尿道手术，都有可能发生勃起功能障碍。因为阴茎勃起由 2 个因素决定，分别是神经和血管，血管又包括静脉和动脉。因此，在手术过程中，医生会格外留意，避免对神经和血管的损伤。

(3) 尿失禁：有些患者尿道内括约肌功能不全，例如，曾经做过前列腺手术，损伤了尿道括约肌，尿道狭窄纠正后就有可能发生尿失禁。

（姚海军　上海交通大学医学院附属第九人民医院；
张亚东　中山大学附属第一医院）

三、尿失禁手术

尿失禁是指尿液无法控制地从尿道流出。对于成年人来说，尿失禁是一件让人很尴尬的事。

尿路感染是引发暂时性尿失禁的常见原因。长期性尿失禁的原因则有很多，包括脑卒中、痴呆、骨盆外伤、尿道括约肌损伤、盆腔和前列腺手术后等都可导致尿失禁。不少老年人都曾有过这样的尴尬，一有尿意就得马上去厕所，稍微慢点就会漏尿；有些人在用力（如咳嗽、打喷嚏），甚至快步走路时都会漏尿。

68 尿失禁在什么情况下需要手术治疗?

问题:

我今年66岁，前列腺癌手术后，最近半年一直有明显的尿失禁。平时憋不住尿，不论到哪里都得先找厕所，甚至在打喷嚏时都会漏出一些尿来。这让我很困扰，网上说我这种情况可能是尿路感染，我自己买了抗生素来吃，但效果不明显。听说有的尿失禁需要做手术，请问，什么情况的男性尿失禁需要手术治疗呢?

回答:

男性尿失禁是由尿道括约肌和/或膀胱功能障碍导致的尿液由尿道不自主溢出，通常分为压力性尿失禁、急迫性尿失禁及充溢性尿失禁等。男性压力性尿失禁的常见病因有前列腺手术、放疗、外伤、神经病变或前列腺先天发育异常。如果出现尿失禁症状要及时就医，医生经过详细的检查可做出诊断，判断尿失禁的类型。关于是否需要手术治疗，由患者的病情轻重程度和尿失禁的具体类型而定。

尿失禁的治疗原则首选非手术治疗，推荐进行盆底肌训练。如治疗6~12个月后效果不佳，再考虑外科手术治疗。

最常见的手术治疗方法是男性吊带术和人工尿道括约肌置入术。一般认为，男性吊带术适用于非手术治疗无效的轻至中度男性压力性尿失禁患者，人工尿道括约肌置入术适用于中至重度男性压力性尿失禁患者。需要注意的是，术前必须明确患者膀胱功能，如膀胱容量、顺应性、收缩力及逼尿肌-括约肌的协调性。外科手术介入时间一般推荐在压力性尿失禁发生 12 个月以后。

（张亚东　邓春华　中山大学附属第一医院）

69　什么是尿道吊带术?

问题：

我父亲今年 60 岁，前列腺放疗后出现尿失禁，医生建议做尿道吊带术。请问什么是尿道吊带术? 吊带是如何工作的?

回答：

尿道吊带术是治疗压力性尿失禁最常用的手术方法之一。该手术中吊带两端被放置在尿道两侧，使悬吊带形成吊床样结构，给予尿道球部一个向前上的托举力，折叠尿道、增加阻力，防止尿道在应力状态下移位，同时使尿道的有效控尿长度变长。该术式主要适用于轻至中度男性压力性尿失禁患者，但对于既往有盆腔放疗、尿道球部手术和外伤史的患者失败率较高。

目前常用的吊带有不可调节式和可调节式两大类，前者主要包含骨锚式吊带、经闭孔吊带和“四角吊带”，目前以经闭孔吊带最为常用。有研究表明，尿道吊带术可改善64%~90%的压力性尿失禁患者的症状。尿道无张力吊带术后早期需要注意伤口有无出血或感染，其次要注意患者在拔出导尿管之后是否出现排尿困难的情况；远期要注意置入的吊带与其身体组织是否发生排斥，即吊带是否侵蚀周边组织，从而出现会阴、尿道侵蚀，导致尿漏。

尿道吊带术具有创伤小、恢复快、效果良好等优点，但其有效性和安全性正在研究观察中。因此，术前需充分与患者沟通此类手术的获益与风险。

如果吊带成功置入，尿道张力升高，有一部分患者的排尿习惯会跟原来不一样，由原来的漏尿变成排尿困难、排尿费力，或者不能自主排尿。如果出现这种情况，则需要及早干预、处理。

（张亚东　中山大学附属第一医院；
袁亦铭　北京大学第一医院）

70 尿道吊带术后有哪些注意事项？

问题：

我 46 岁，男性，上周接受了“尿道吊带术”，手术很成功，昨天出院了。医生让我 2 个月内不要提举重物，除此之外，还需要注意什么？

回答：

进行尿道吊带术后，手术伤口需要约 1 个月的时间才能完全愈合，在此期间，可能会有骨盆区疼痛感，甚至排尿时也会感到疼痛。

术后注意事项：①术后 4~6 周，建议多饮水，每天饮用 1 L 以上液体；②遵医嘱不要提超过 2. 5 kg 的重物，也不要进行剧烈运动；③在饮食方面，多吃蔬菜和水果，避免便秘；④避免性生活；⑤如出现发热、不能排尿、伤口疼痛加剧等症状，要立即去医院就诊。

（姚海军　上海交通大学医学院附属第九人民医院）

71 什么是人工尿道括约肌置入术?

问题:

我今年 58 岁，去年前列腺癌根治术后出现尿失禁，去医院做了“尿道吊带术”，但效果不明显。后来医生建议做“人工尿道括约肌置入术”。请问这个手术怎么做? 术后需要注意什么?

回答:

(1) 定义：人工尿道括约肌置入术是治疗中至重度压力性尿失禁的常用方法。人工尿道括约肌是一种用硅橡胶制成的治疗装置，其含有可膨胀式压力带袖套，通常放置在尿道球部位置，通过压力调节来控制排尿，此外，还有可以调节压力带压力的球囊和控制压力带进水、排水的小泵。

(2) 手术步骤：医生在患者会阴部做一个切口，将袖套置于尿道周围。然后通过在下腹部做的第二切口置入储水囊，将控制它的小泵放在阴囊处。压力带袖套可以进水膨胀，从而防止漏尿。如果出现尿意，可通过操纵阴囊内的开关来调节压力带袖套排水，使人排出尿液。人工尿道括约肌可以减少在打喷嚏、咳嗽、运动时出现漏尿的情况。

(3) 术后注意事项：与尿道吊带术一样，人工尿道括约肌置入术后恢复期需要多喝水，避免提举重物，避免剧烈运动，避免便秘，避免性生活；此外，还要注意不可骑车，防止泵被意外激活。人工尿道括约肌通常在术后6周内处于失活状态，此时仍需借助阴茎夹、集尿器等来接尿。

（姚海军　上海交通大学医学院附属第九人民医院）

第 5 章

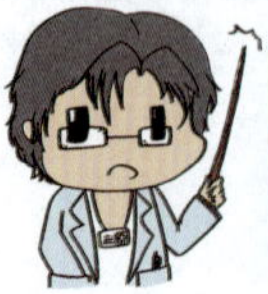

前列腺手术

前列腺位于男性盆腔内，膀胱颈与尿生殖膈之间。前列腺底向上与膀胱颈相贴，并与精囊腺及输精管壶腹相邻；底的前端有尿道穿入，后部有左、右射精管向前下穿入。前列腺尖向前下方与尿生殖膈上筋膜相接；尖的两侧有前列腺提肌（前列腺提肌起自耻骨联合及肛提肌腱弓前方，前部肌束夹持前列腺尖的两侧，止于会阴中心腱）围绕，尿道从前列腺尖部穿出。前列腺体的前端有耻骨前列腺韧带，连接前列腺鞘与耻骨盆面；体的后端平坦，借直肠膀胱膈与直肠壶腹相邻。前列腺前端距耻骨联合后端约 2 cm，两者之间有前列腺静脉丛、脂肪及疏松结缔组织；后端借疏松结缔组织及直肠膀胱筋膜与直肠相接。前列腺后端距肛门约 4 cm，可通过肛门指诊触及前列腺，正常可触至前列腺后端的前列腺沟。若前列腺沟变平、消失或隆起，可作为前列腺增生的体征。前列腺下外侧面与肛提肌前部接触，并有前列腺静脉丛围绕。

（李晓飞　中山大学附属第一医院；
李彦锋　陆军特色医学中心）

72 前列腺有哪些主要功能?

问题:

我很好奇，前列腺作为我们男性的标志之一，为什么经常给我们造成“男”言之隐？这个小小的腺体究竟有什么作用？

回答:

众所周知，前列腺作为男性最大的性腺器官，对于男性而言十分重要。前列腺有很多功能，具体如下。

(1) 运输功能：在交感神经的作用下，前列腺平滑肌和尿道括约肌等配合收缩，将尿液、精液排出体外。

(2) 分泌功能：前列腺作为外分泌腺，还有分泌的功能。前列腺会分泌出前列腺液，而前列腺液是精液的重要组成部分之一，也是精子的溶酶体，可使精子保持正常的生理特性，并且为精子提供营养。此外，前列腺液中还含有许多生物学特性的物质，如前列腺酸性磷酸酶、透明质酸酶、氨基酸等，虽然含量相对较少，但其生理功能在精子成熟、精子营养、维持精液的酸碱度及受孕过程中，发挥着非常重要的作用。

（梁　辉　深圳市龙华区人民医院；
李晓飞　中山大学附属第一医院）

73 前列腺增生需要做手术吗？

问题：

我今年 65 岁，最近经常有夜尿，还有尿不尽的情况，其余没有不适，去医院检查，医生说是“前列腺增生”。请问，这个病需要做手术吗?

回答：

前列腺增生是老年男性的常见疾病，其发病率很高。常见症状包括尿频、尿急、夜尿多、排尿困难，给很多男性带来了困扰。在治疗方面，目前绝大多数的前列腺增生都不需要手术治疗。对于无症状或症状轻微、无并发症的患者，临床通常采用观察等待的方法，为患者普及前列腺增生相关疾病知识，指导其正确的生活方式，如适当限制饮水、限制酒精和含咖啡因类饮料的摄入、精神放松、膀胱训练方法等。根据症状发展情况定期复查，决定是否需要进一步治疗。当前列腺增生给患者带来不适，导致其生活质量下降或伴有严重血尿、膀胱结石、反复尿路感染时，需要进行药物治疗。当患者症状严重影响其生活质量、药物治疗效果不佳，或由于前列腺增生诱发其他并发症，导致双肾积水及肾功能损害时，应考虑手术治疗。即使需要做手术也不必过于担心，因为前列腺增生手术是微创手术，并且目前手术技术已经非常成熟。

（张亚东　邓春华　中山大学附属第一医院）

74 前列腺炎需要做手术吗？

问题：

我今年 30 岁，最近经常尿频，每天要小便 10 余次，虽然没喝多少水，但总感觉尿不尽，网上说可能是前列腺炎，说必须做手术才能根治。请问，前列腺炎需要做手术吗？

回答：

关于前列腺炎是否需要做手术的问题，需要具体问题具体分析。临床上治疗前列腺炎通常以改善临床症状、提高生活质量为主要目标。通常情况下会采用药物治疗或配合物理疗法。特别是对于非细菌性前列腺炎，在没有病灶的情况下，无须进行手术治疗。针对非手术治疗不能治愈，以及难以控制的慢性细菌性前列腺炎和前列腺结石患者，可考虑手术治疗。

（郑　涛　郑州大学第一附属医院）

75 前列腺癌需要做手术吗？

问题：

我今年 77 岁，在医院体检时发现前列腺特异性抗原（PSA）值 100+，根据穿刺结果，确诊为“前列腺癌”。我很紧张，自己年纪比较大，身体状况也不是很好，不想在这个年纪再挨上一刀了。请问，前列腺癌一定要做手术吗？

回答：

人们通常“谈癌色变”，但前列腺癌与其他癌症还是有着非常明显的区别。其他癌症，一旦确诊，如不进行治疗便会不断发展，最终危害患者的生命。但前列腺癌的发展周期十分漫长，甚至在部分患者身上，前列腺癌细胞可以与患者和平相处，相安无事。因此，一旦确诊前列腺癌也不用太过紧张。如果在早期阶段，病灶局限于前列腺内，可以考虑行前列腺癌根治术，并且手术之后辅助配合放疗、化疗和内分泌治疗。有研究表明，采取放疗治疗早期前列腺癌的患者存活率很高。但由于前列腺癌的惰性，大部分患者在发现时可能已经是晚期，医学证明没有完全治愈的可能，也没有办法进行手术根治。但前列腺癌有个十分致命的缺点，那就是它的生长需要依靠雄激素，故可以考虑进行双侧睾丸切除去势治疗或药物去势治疗，这样可以减少雄激素的分泌，起到控制肿瘤发展的作用，其治疗效果也十分显著。有研究显示，经过双侧睾丸切除去势治疗的前列腺癌患者的生存周期也比较乐观。因此，关于前列腺癌患者是否必须手术，需要结合患者的肿瘤分期和自身具体情况综合考虑。

（王　飞　王为服　海南省人民医院）

76 常见的前列腺手术有哪些？

问题：

前列腺是男性的重要生殖器官，也容易因为保护不当导致各类疾病的发生，在医疗常规中，有哪些前列腺疾病需要进行手术治疗？都有哪些手术方式呢？

回答：

前列腺手术是通过外科操作对前列腺疾病进行治疗的医疗手段。常见的前列腺手术包括良性前列腺增生症手术和前列腺癌手术等。其手术方式包括开放性手术、经尿道手术、激光治疗、根治性前列腺切除术等。

（1）开放性手术：开放性手术主要适用于前列腺体积大于80 ml的患者，特别适合于合并膀胱结石或合并膀胱憩室需一并手术者。但该术式现已基本淘汰。

（2）经尿道手术：经典的手术方法有经尿道前列腺电切术和经尿道前列腺切开术等。目前前者仍是前列腺增生症治疗的首选术式，且开展最广泛。

（3）激光治疗：前列腺激光治疗是通过组织汽化或组织凝固性坏死后的迟发性组织脱落达到解除梗阻的目的。目前，疗效肯定的激光治疗方式包括经尿道钬激光前列腺剜除术、经尿道前列腺激光汽化术、经尿道前列腺激光凝固术等。激光治疗的出血少，并发症也较少。

（4）根治性前列腺切除术：是指将前列腺及其周围的精囊、射精管、输精管部分切除。该术式目前是治疗局限性前列腺癌最有效的方法，适合于可能治愈的局限于前列腺的肿瘤，即临床T_1和T_2期肿瘤。

（王　森　胡海涛　吴东琦　广东药科大学第一附属医院）

77 前列腺增生手术的术前和术后有哪些注意事项?

问题:

我今年 46 岁，下周要做前列腺增生切除术。请问，术前、术后都有哪些注意事项呢?

回答:

(1) 术前注意事项：①患者术前要注意休息，多喝水、多排尿以冲洗尿道，保持心情平静，增强治疗信心，预防感冒，忌食辛辣刺激的食物，忌酒；②术前空腹 6~8 小时；③术前 1 周停用抗凝药物。

(2) 术后注意事项：①术后第 1 天应当避免剧烈活动，以免引起出血，第 2 天可酌情适当活动，如有血尿则应及时休息并多饮水；②术后 4 周内避免提重物，但需要逐渐增加运动量；③做好自身卫生管理，注意尿道外口消毒，如尿道外口有分泌物，需要及时清理，避免引发感染；④术后多吃新鲜水果和粗纤维食物，预防便秘；⑤术后 6 周内禁止性生活，避免感染。

此外，无论是术前还是术后，患者都需要保持一个良好的心态，积极配合医生治疗，确保治疗效果。

（王璟琦　山西医科大学第二医院；
郑　涛　郑州大学第一附属医院）

78 根治性前列腺切除术后有哪些常见并发症？

问题：

我今年 58 岁，已经确诊“前列腺癌”，是早期，计划做根治性前列腺切除术。请问，手术后可能会有哪些并发症？

回答：

根治性前列腺切除术后通常可有以下并发症。

（1）由于术后伤口暂未愈合，可能会有少量渗血，血液从膀胱内排出，会出现肉眼血尿，或者由于术后运动过度导致伤口裂开而形成血尿。这种情况常见于术后 1 个月内，如出现应注意休息，多饮水，没有剧烈疼痛或异常可继续观察。

（2）如术后未做好自身卫生管理，可导致细菌感染，从而诱发炎症。

（3）术后切口恢复不良，拔除尿管后可能出现少量渗尿。

（4）拔除尿管后，由于排尿次数增加，部分患者可能会出现尿道及耻骨上区疼痛难忍，导致膀胱痉挛。

（5）由于切除前列腺上神经，患者会出现勃起功能障碍。

（6）对于术前有糖尿病、高血压、血管病变的患者，这些基础疾病可导致切口附近的微血管不能正常愈合而形成瘢痕，很可能在术后 1~6 个月出现尿道狭窄。

（7）其他并发症包括切口裂开、压疮、肺部感染、心功能不全，以及术后水、电解质及酸碱平衡失调等。

术后并发症有一定的发病概率，做好术后护理可大大减少并发症的发生。

（傅　强　山东省立医院）

79 如何保养前列腺？

问题：

我今年 40 岁，最近几年前列腺总是反复复发炎症，我平时挺注重养生的，但前列腺该怎么保养呢？

回答：

前列腺的保养方式很多。日常生活中，可以通过保持健康的生活方式、良好的生活状态、合理的饮食习惯并定期体检等方式保养前列腺，具体如下。

(1) 保持良好的生活习惯和积极乐观的心态，规律运动，可以适当选择快走、慢跑、深蹲、打球等运动方式。

(2) 合理调整饮食，少吃辛辣刺激的食物，如辣椒、大蒜、大葱、芥末等。多吃新鲜水果和蔬菜、牛肉、蛋白质、豆类食物，多喝水。平时尽量少抽烟、少喝酒。

(3) 树立健康的性观念，避免过度性行为，减少前列腺因性行为过频而充血的情况。

(4) 平时应及时排尿，不憋尿，不要久坐，避免长时间久坐引发的前列腺血液循环不畅。保持会阴部、尿道口等部位的清洁卫生。

(5) 定期去医院体检，保持身体健康。身体其他部位如有慢性感染病灶，必须及时治疗，防止细菌通过血液循环感染前列腺。

（李彦锋　陆军特色医学中心）

第 6 章

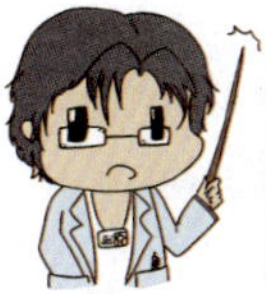

精囊和射精管手术

精囊又称精囊腺，是一对呈长椭圆形的囊管状结构，长约 5 cm，宽1～2 cm，位于输精管壶腹的外侧、前列腺的外上方、膀胱底与直肠之间，左右各一。精囊主要由迂曲的小管构成，表面凹凸不平，其排泄管与输精管壶腹末端汇合成射精管。

精囊的主要功能是分泌一种呈弱碱性的灰白色胶冻样黏稠液体，该液体是精液的主要成分（占 50%～70%），有营养和稀释精子的功能。

射精管是输精管壶腹末端与精囊腺导管汇合后，穿行于前列腺内的管道，是输精管道最短小的一段，长 1～2 cm，远端开口于尿道前列腺部，由黏膜、肌膜和纤维膜构成。射精管的主要功能是喷射和输送精子，即射精。

精囊疾病包括先天性精囊异常（包括精囊缺如、精囊发育不全、重复精囊、精囊异位、精囊融合、输尿管开口于精囊）、精囊炎、精囊损伤、精囊肿瘤（包括精囊腺癌、精囊肉瘤、精囊腺瘤、精囊平滑肌瘤、精囊囊肿、精囊孤立性纤维性肿瘤、精囊生殖细胞肿瘤)、精囊结石、精囊结核、原发性精囊淀粉样变等。

（李彦锋　陆军特色医学中心；
张亚东　中山大学附属第一医院）

80 精液里有血是怎么回事?

问题:

我今年 26 岁，跟女朋友同居 3 年，性生活比较频繁，最近发现精液里总有红色的东西，看起来像血，请问是怎么回事呢?

回答:

精液里有血，即血精症。血精症是一种症状，而不是一种疾病。引起血精症的常见病因主要包括生殖道炎症（如前列腺炎、附睾炎、精囊炎、精囊结核、尿道炎、尿道膀胱结石、精索前列腺结石等)、生殖道损伤、精道梗阻和囊肿、血管异常、肿瘤，以及某些全身性因素（如高血压、血液系统疾病等）等，同时，临床上也可见部分青年男性患者是由于过度纵欲、频繁性生活、性刺激时间过长、久而不射，或进食辛辣食物，而出现偶发性血精。血精既可发生于中青年人群，也可发生于中老年男性。尽管绝大部分患者的血精都是良性因素，如炎症、感染等所致，但对于反复或顽固性血精的患者，建议及时就诊，查明病因，并进行针对性治疗。

对于中青年男性的顽固性血精，需要警惕和排除泌尿生殖系统肿瘤的可能性。

（张亚东　邓春华　中山大学附属第一医院）

81 精液少，甚至没有精液是怎么回事？

问题：

我今年 43 岁，虽然性生活不如年轻时频繁，但也能每周 1 次。最近半年发现精液越来越少了，我有点担心，请问精液变少是怎么回事呢？

回答：

一般情况下，男性一次射精的精液量为 2~6 ml。当一次射精量少于 1.5 ml 时，可视为精液过少。但需注意的是，精液少不等于精子少。

引起精液少的主要原因包括性生活频繁、不良生活习惯、疾病因素等。具体如下。

（1）性生活频繁：如果近期性生活过于频繁，排精次数过多，会导致精液减少。这种情况一般不用过于担心，减少性生活频率后一般都能恢复。

（2）不良生活习惯：长期嗜好烟酒，爱吃辛辣刺激的食物，常穿紧身裤和常洗桑拿浴等都有可能造成精液减少。这种情况建议调整日常生活习惯，精液少的情况通常可以得到改善。

（3）疾病因素：包括内分泌疾病（如促性腺激素不足导致的性腺功能减退症）、感染因素（如精囊炎、慢性附睾炎、慢性前列腺炎、特异性感染等）、精索静脉曲张、隐睾及男性免疫性疾病等。

该患者的性生活不算频繁，考虑为不良生活习惯或疾病引起，建议及时到医院就诊，找到病因才能解决问题。

（高　勇　邓春华　中山大学附属第一医院）

82 超声检查出精囊有个水泡是怎么回事？

问题：

我在做超声检查时发现精囊有个“水泡”，请问这是怎么回事呢？严重吗？要怎么治疗啊？

回答：

超声检查显示精囊有“水泡”，可能为精囊囊肿。精囊囊肿是精囊的良性病变之一，根据来源可分为先天性和后天性两种。先天性精囊囊肿可分为精囊本身和胚胎期中肾管发育异常形成两类；后天性精囊囊肿是指因尿道、生殖道感染或炎症、尿道手术等后天因素引起异常增生而形成的囊肿。

如果患者年轻，并且囊肿较小、无临床症状，可不治疗，注意定期随访即可；但如果囊肿长径大于2.5 cm且出现明显症状（如出现血精），可考虑手术治疗。

精囊囊肿的治疗可有以下几种方式。

（1）经直肠或会阴囊肿穿刺术：在超声引导下，经直肠或会阴穿刺精囊囊肿，引流去除囊肿积液，减小囊肿体积。但此种方式容易造成感染或囊肿复发。

（2）精囊镜下囊肿切开减压术：通过精囊镜手术，刺开精囊囊肿，去除囊肿积液，建立引流通道，减小囊肿体积。精囊镜手术具有操作方便、创口小、并发症少、恢复快等优点。

（3）精囊切除术：如果精囊囊肿较大，影响周边组织或累及整个精囊，且症状明显，可手术切除部分或全部精囊。近年来，腹腔镜下精囊切除的应用较为广泛。腹腔镜手术具有创伤小、出血少、并发症少、术后恢复快等优点。如不具备腹腔镜手术条件，也可进行开放性精囊切除术，但该术式的创口较大，感染风险更高，术后恢复也较慢。

建议该患者到医院复诊，明确精囊囊肿的具体情况，再确定治疗方案。

（郭海彬　河南省人民医院）

83 精囊囊肿手术会影响性功能吗?

问题:

我今年 23 岁，体检显示我有“精囊囊肿，大小为 3 cm×4 cm”。网上说这么大的精囊囊肿需要做手术，但我有点担心，做精囊囊肿手术会不会影响性功能?

回答:

精道远端区域的囊肿通常包括前列腺小囊囊肿、米勒管囊肿、精囊囊肿和射精管囊肿等，这类囊肿的确诊一般需要进行 MRI 检查才能确定。精囊囊肿在临床上较为罕见，如果体检时超声检查的报告显示所谓“精囊囊肿”，务必要进行进一步检查确认。

性功能主要与睾丸分泌的雄性激素及睾酮有关，跟精囊囊肿手术的关系不大，因此，做精囊囊肿手术通常不会影响性功能，但采用创伤较大的方法治疗精囊囊肿可能会对生育力造成影响。

对于精囊囊肿患者，如果囊肿较小、无症状或症状较轻，一般可不进行治疗；即使像该患者这么大的精囊囊肿，如果无临床症状，也无须进行手术治疗。

根据精囊囊肿的大小及具体状况可选择不同的手术方法。如果囊肿没有影响周边组织，一般可行经直肠或会阴囊肿穿刺术或精囊镜下囊肿穿刺术，通过刺穿精囊囊肿，引流去除囊肿积液，减小囊肿体积。此种手术一般不会影响精囊功能，更不会影响性功能。如果精囊囊肿较大，影响周边组织或累及整个精囊，则可能需要切除部分或全部精囊；如果是单侧精囊切除，一般不会影响性功能，但可能对生育力有一定影响；如果是双侧精囊全部切除，则可能失去生育力。

（郑　涛　郑州大学第一附属医院）

84 得了血精，诊断为“精囊炎”，该怎么治疗？

问题：

我从上个月开始有点尿频、尿急的情况，当时没太在意。

但最近夫妻同房时有点痛，精液里还带点红血丝，到医院做检查，诊断是“精囊炎”。请问精囊炎应该怎么治？需要做手术吗？

回答：

精囊炎是指致病菌侵入精囊导致的一种感染性疾病，一般表现为尿频、尿急、尿痛、排尿困难、尿不尽、下腹疼痛、射精痛、血精等症状。

精囊炎的治疗主要是针对病原体进行治疗（即抗感染治疗），并对症支持治疗，必要时可进行手术治疗。

（1）抗感染治疗：包括抗菌治疗、抗衣原体治疗、抗结核治疗等。抗菌治疗应根据药敏试验结果选用恰当的抗菌药物，如左氧氟沙星、妥布霉素、头孢呋辛、头孢噻肟等；如为支原体、衣原体感染，可用盐酸米诺环素、红霉素、阿奇霉素等进行抗支原体、衣原体治疗；如为结核分枝杆菌所致的精囊炎，则应在医生指导下进行抗结核治疗，常用药物有利福平、异烟肼、乙胺丁醇、吡嗪酰胺等。急性精囊炎患者如果出现发热、疼痛的情况，应对症进行退热、镇痛等治疗。

（2）手术治疗：对于经过药物治疗无效，存在顽固性血精症状的精囊炎患者，可采取精囊镜进行检查和针对性手术治疗，这些手术都是微创手术，术后恢复较快。如果检查发现合并精囊结石，可进行碎石，并将结石取出；如果合并精囊管狭窄或精囊梗阻，可进行扩张或切开手术，解除梗阻；如果合并精囊囊肿，可穿刺精囊囊肿进行引流，排出囊肿积液；如果精囊炎症严重，还可通过精囊镜进行抗生素冲洗。

精囊炎患者在治疗期间应注意清淡饮食，避免辛辣刺激性食物及饮酒等；保持会阴部清洁卫生，避免久坐，保持大便通畅；适度规律性排精有利于精囊液的引流；同时可适当规律性进行按摩精囊，以促进精囊排出炎性物质。

（李彦锋　陆军特色医学中心）

85 精液里没有精子是怎么回事?

问题：

我已经结婚 10 年了，备孕多年但一直没能让我妻子怀孕，做了全面检查发现我“没有精子”。我很疑惑，明明每次同房我都能射出很多精液，为什么会没有精子呢?

回答：

“没有精子”是指精液中不含可检测出的精子量，临床称为无精子症，是男性不育症的一种极端情况，通常在 3 次离心镜检精液仍未见到精子后可确诊。

无精子症的主要原因如下。

(1) 梗阻性无精子症：睾丸生精功能正常，但精子无法排出。可能梗阻的部位包括睾丸内、附睾、输精管、射精管等，常见于各种原因引起的输精管道阻塞或缺如。梗阻性无精子症患者（睾丸内梗阻及先天性输精管缺如患者除外）多数经过显微吻合性手术而得到治疗。

(2) 非梗阻性无精子症：由于各种原因造成睾丸产生精子功能障碍而导致无精子症，如克氏综合征、隐睾、特发性低促性腺性功能减退症、腮腺炎性睾丸炎、精索静脉曲张、放射线损害、内分泌紊乱等。对于部分非梗阻性无精子症患者尽可能找到病因，并针对病因进行治疗，可能改善患者的生育功能；部分患者可能通过显微取精获得微量精子，从而获得尝试试管婴儿的机会。

（高　勇　中山大学附属第一医院）

86 射精管切开术有危险吗？有哪些注意事项？

问题：

我今年 35 岁，跟妻子备孕多年都没成功，去医院就诊，医生说我是“射精管梗阻影响了精子”，建议我做射精管切开手术，请问这个手术危险吗？有哪些注意事项？

回答：

总体而言，所有手术都有一定风险。射精管切开术（即经尿道射精管远端切开术）也是如此。为了降低手术风险、减少并发症，一定要做好术前准备、术中处理及术后护理。

经尿道射精管远端切开术主要用于治疗射精管梗阻引起的精液异常性疾病。引起射精管梗阻的原因包括先天性发育异常（前列腺囊肿性改变，以及先天性射精管、输精管缺如）、泌尿生殖系统感染（如前列腺炎、精囊炎、尿道炎、膀胱炎等）、医源性损伤（术后瘢痕、长期留置导尿管等）。

手术前应确认手术适应证，即射精管梗阻导致的无精子症并有生育要求者，或者反复顽固性血精、药物治疗不能好转者。术前应进行详细的影像学检查评估，各种急慢性炎症患者、结核病未控制者及合并输精管梗阻者不宜进行手术。

手术过程中，医生的注意事项：①在内镜下对隆起的精阜及射精管开口区域进行精准电切，范围不能过大；②电切深度不要太深，以免引起尿道直肠瘘；③止血时避免在射精管开口区域过多电凝，以免引起术后射精管再次狭窄。

手术后，患者的注意事项：①术后通常 24 小时应保留导尿管。②根据患者是否有生殖道感染而决定应用抗生素的时间。如围手术期存在生殖道感染，术后应给予抗生素治疗 14 天；如没有明确生殖道感染，则仅需预防性使用抗生素1~2天。③术后应每3个月随访精液情况。④如果术后出现并发症，应及时对症处理，以免引起严重后果。

经尿道射精管切开术的主要并发症包括术后出血、精道内尿液反流、附睾炎、射精管再梗阻等。近年来，随着精囊镜技术的发展，应用精囊镜技术治疗射精管梗阻已经成为主要的手术治疗选择，经尿道射精管远端切开术大有被精囊镜取代的趋势。

（孙祥宙　邓春华　中山大学附属第一医院）

87 为什么精囊镜既能做检查又能治病?

问题：

我今年35岁，跟妻子备孕多年都没成功，后来发现是因为自己精子少、精子弱的原因，医生建议做精囊镜检查，还说如果发现问题可以顺便治疗。精囊镜到底是干什么的？为什么既能做检查又能治病?

回答：

精囊镜是一种管径细小的内镜设备，主要用于诊断和治疗精道远端常见疾病，如血精、不射精、射精量少、少精子症、弱精子症、无精子症、不育症等男科疑难疾病，是目前男科领域前沿性医学诊疗新技术之一。

精囊镜可通过射精管或前列腺小囊进入精囊，顺着精道解剖途径依次检查射精管和精囊及其周围结构，发现病变后，可同时进行腔镜下处理。如发现精道内结石，可在精囊镜下取出；如发现射精管区域囊肿，如前列腺小囊囊肿、米勒管囊肿、精囊囊肿和射精管囊肿等，可根据囊肿对精道的影响，进行疏通、减压、内壁烧灼等处理；如存在积血或血块，可进行冲洗和钳夹等治疗；如发现肿瘤，可进行活检或切除。

精囊镜具有微创、操作方便、观察直接、效果良好等特点，是诊断、治疗血精、射精管梗阻及精道远端疾病的新“武器”。

（李彦锋　陆军特色医学中心）

88 精囊镜手术有什么风险？

问题：

我因为精子量少就医，医生建议做个精囊镜手术。请问，精囊镜手术会有哪些风险?

回答：

一般来说，精囊镜手术较为安全，但如果手术过程中操作不当，可能会引起并发症，如生殖系统的逆行性感染或精囊穿孔等。

（1）生殖系统感染：精囊镜是从射精管进入精囊，在手术过程中会一直进行灌注。如果灌注压力过大、时间过长，可能引起逆行性生殖系统感染。

（2）精囊穿孔：在精囊镜手术过程中，如果操作不当，可能会引起精囊穿孔，导致灌注液外渗。

此外，在使用精囊镜治疗精囊炎时，如果没有彻底清除炎症病灶，治疗后很容易复发。

（肖恒军　中山大学附属第三医院）

89 做精囊镜手术需要插导尿管吗？

问题：

我因为反复血精的问题，需要做精囊镜手术。听说男科手术都要插导尿管，不知道精囊镜手术需不需要插导尿管？

回答：

精囊镜手术术后需要常规留置导尿管。术后留置尿管的时间根据手术创面大小、术后尿管引流液性状、患者一般情况等来决定。精囊镜手术通常手术创面极小、出血很少，术中一般已经彻底止血，术后尿管引流液转清后可予拔除导尿管（留置尿管时间通常<2 小时）；若个别情况下，术后尿管引流液较红或伴有血凝块，则需要延长留置导尿时间，必要时给予膀胱冲洗，保持引流通畅。

（肖恒军　中山大学附属第三医院）

90 精囊镜手术后需要使用抗生素吗？

问题：

我马上要做精囊镜手术了，请问术后需要使用抗生素吗？

回答：

精囊镜手术后，根据患者具体情况（如是否有感染等）决定是否使用抗生素。一般精囊镜手术后可预防性使用抗生素 48 小时，然后根据患者症状、体征、尿管引流情况，以及复查血、尿常规及感染指标结果，决定是否延长抗生素的使用时间。

（武志刚　温州医科大学附属第一医院；
郑　涛　郑州大学第一附属医院）

91 精囊镜手术后多久可以过性生活？

问题：

我做了精囊镜手术，今天是术后第 3 天，请问现在可以同房吗?

回答：

不同疾病的精囊手术恢复期有所不同。精囊镜手术中通常会对射精管或精道造成轻微损伤，为避免创面愈合过程中发生精道再次狭窄或梗阻，一般提倡在精囊镜手术后 1 周以上再开始恢复性生活。即使早期性生活有诱发轻微出血的风险，也建议早期恢复性生活，或规律性手淫排精。术后恢复期建议清淡饮食，避免饮酒及进食辛辣刺激性食物。

（李默农　青岛市立医院；
郑　涛　郑州大学第一附属医院）

92 精囊手术后多久可以要小孩?

问题:

我有精囊管狭窄，为了要孩子，做了精囊管扩张手术，目前情况已经得到改善。请问，做了精囊手术后多久可以要小孩呢?

回答:

关于精囊手术后多久可以要小孩的问题，应根据患者的恢复情况来决定。建议术后 1 个月到医院做个精液检查，射精管只是精液通道的出口，如果身体恢复良好，没有感染和出血，就可以开始备孕了。

（董　强　四川大学华西医院）

第7章

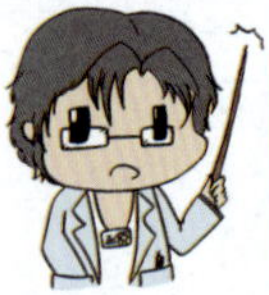

性功能障碍相关手术

一、早泄手术

93 什么是早泄？

问题：

最近1年，每次跟妻子过性生活时总是刚开始一会儿就射精了，这让我很尴尬。请问，我是早泄了吗？什么样的情况算早泄？

回答：

早泄是一种常见的射精功能障碍，主要表现为阴茎插入前或插入时，或插入后来回抽动<20次就射精，无法控制射精，随后阴茎疲软，不能进行正常的性生活。早泄可分为原发性早泄、继

发性早泄和变异性早泄。

（1）原发性早泄：从第一次性生活开始，总是在阴茎插入阴道前或插入阴道后1分钟内就射精。

（2）继发性早泄：原本性功能正常，但逐渐或突然出现阴道内射精潜伏期（阴茎插入阴道内未射精时间）显著缩短的情况，通常小于3分钟就射精。继发性早泄可能由泌尿外科疾病、生殖系统疾病、甲状腺疾病或心理疾病等引起。

（3）变异性早泄：阴道内射精潜伏期时长时短，而阴道内射精潜伏期短的情况会不规律地出现。

根据该患者的描述，早泄的可能性比较大，建议到医院就诊，做全面检查，确定早泄类型，再进行针对性治疗。

（周明宽　张亚东　中山大学附属第一医院）

94 早泄需要做手术吗？还有哪些治疗方法？

问题：

我今年22岁，跟女朋友的第一次性生活几乎是“秒射”，这让我非常尴尬。后来的每一次也都是这样。请问，我这种情况是早泄吗？需要做手术吗？该怎么治疗呢？

回答：

建议该患者尽快到医院就医，如果确诊为早泄，也是可以治疗的，不用太担心。

早泄应首先明确类型，然后根据不同类型进行针对性治疗。早泄的治疗方法包括自我行为控制（延迟射精、增加性生活频率、戴避孕套等）、心理治疗、药物治疗、手术治疗等。

（1）自我行为控制：在医学治疗之前，可以先尝试一些延迟射精的技巧，如性生活前1~2小时先自慰、使用厚避孕套来帮助减少感觉、快射精时深呼吸以暂时关闭射精反射，或者在性生活时休息一下，通过思考别的事情来分散自己的注意力。

（2）心理治疗：帮助男性发展性技能，使他们能够延长射精时间，增加性自信，减少性焦虑，同时帮助他们解决因早泄而产生的心理和人际关系问题。

（3）药物治疗：常用的药物为5-羟色胺选择性重摄取抑制剂（SSRI）类抗抑郁药，如达泊西汀、帕罗西汀、西酞普兰、艾司西酞普兰、氟西汀和舍曲林。

（4）中医治疗：中医治疗早泄已有数千年的历史。中医治疗方法包括口服中药、中药外敷、针灸推拿及中西医结合治疗等。

（5）手术治疗：通常情况下，经非手术治疗均无效的原发性早泄患者，可考虑手术治疗。早泄的手术治疗包括包皮环切术（部分患者可能有效）和阴茎背神经阻断术等。术前应严格筛选适应证，并充分考虑其风险和并发症。

1）包皮环切术：如果早泄合并一些解剖因素（如包皮过长、包茎），可行包皮环切术，但不能将此作为包皮手术适应证。包皮环切术后引起的阴茎头包皮角质化可以起到脱敏作用，但包皮环切术治疗早泄的效果目前还缺乏循证医学证据。

2）高选择性阴茎背神经阻断术：如果是阴茎头过于敏感引起的早泄，可行高选择性阴茎背神经阻断术。阴茎背神经阻断术是不可逆转的神经破坏性手术，而高选择性背神经阻断术是一种改良术式，但其疗效目前还缺乏循证医学证据，而且还可能出现并发症，如阴茎感觉缺失、疼痛、永久性性功能障碍等，故目前并不推荐将该手术作为早泄的一线治疗方式。

3）腰交感神经阻滞术：通过阻滞腰交感神经，从而延迟射精。需要在影像引导下进行局部交感神经麻醉药物阻滞。该术式还需进一步探索。

（张亚东　中山大学附属第一医院）

95 早泄手术有哪些不良反应？

问题：

我今年 24 岁，有严重的早泄问题。听说早泄可以通过手术治疗，但手术治疗有没有不良反应呢?

回答：

前文已经提到，如果是解剖因素（如包皮过长、包茎）引起的早泄，可行包皮环切术。该手术的术后不良反应包括：①如果不注意无菌操作或手术操作粗糙，容易出现感染；②如果术中止血不彻底或结扎线松脱，可能会有出血情况；③如果包皮系带处皮肤留得过多，包扎过紧，术后当天站立或行走过久等，还可能引起包皮系带水肿；④如果包皮切除过多，术后可能会影响阴茎勃起，严重者需要做皮片移植术加以矫正。

如果是阴茎头外周传入神经过于敏感引起的早泄，可行高选择性阴茎背神经阻断术。该手术具有严格适应证，部分顽固性外周传入神经敏感患者可能获益。但神经切除过少可能无效，切除过多可能导致阴茎头麻木，少数严重者可能导致勃起功能障碍。由于目前缺乏对其疗效稳定可靠的循证医学依据，故不推荐将其作为早泄的一线治疗方法。

（郑　涛　郑州大学第一附属一医院；
张亚东　中山大学附属第一医院）

二、勃起功能障碍手术

96 什么是勃起功能障碍?

问题:

我跟老公结婚 4 个月，但没有性生活。后来他开始尝试，但总是勃起很困难，好不容易有一次看起来可以了，还没进去就软了。请问，这是不是勃起功能障碍?

回答:

从该问题的描述来看，男方应该是患有勃起功能障碍。

勃起功能障碍（俗称“阳痿”），是指阴茎不能持续达到或维持足够的勃起，以完成满意的性生活，是男性常见的性功能障碍之一。根据病因不同，勃起功能障碍可分为器质性勃起功能障碍、心理性勃起功能障碍和混合性勃起功能障碍。

（1）器质性勃起功能障碍：是指多种原因引起的组织或器官发生损伤而造成的勃起功能障碍，包括血管性病变、神经性病变或损伤、手术或外伤、内分泌疾病、慢性病或长期服用某些药物，以及阴茎本身的疾病（如小阴茎、阴茎畸形、阴茎硬结症、严重包茎、阴茎头包皮炎等）。

（2）心理性勃起功能障碍：是指因为紧张、压力、焦虑、抑郁、夫妻感情不和等精神心理因素导致的勃起功能障碍。

（3）混合性勃起功能障碍：是指器质性因素和心理因素共同导致的勃起功能障碍。

（董　强　四川大学华西医院；
郑　涛　郑州大学第一附属医院）

97 勃起功能障碍怎么治疗？

问题：

我今年 28 岁，患有“阳痿”，但因为面子问题一直没去就医。最近，我终于下定决心要解决这个问题。我想了解一下，勃起功能障碍该怎么治疗？

回答：

对于勃起功能障碍，应根据患者的具体情况进行个性化治疗，目前对于勃起功能障碍的治疗通常包括基础治疗、药物治疗、物理治疗和手术治疗等。

(1) 基础治疗

1) 治疗潜在病因，改善全身健康：积极治疗引起勃起功能障碍的原发病，改善致病因素。如治疗抑郁症或焦虑症、更换药物、减少饮酒，或治疗某些激素不足等，都可能治愈相关的勃起功能障碍。

如果怀疑是某种药物原因导致的勃起功能障碍，建议咨询医生后更换药物。

此外，要优化对糖尿病、心脏病和高血压的管理，改变生活方式以改善血管功能（如戒烟），锻炼身体，均衡营养等。

2) 心理咨询和性咨询：如果是某些精神健康（心理）问题引起的勃起功能障碍，建议积极做心理咨询或性咨询。

(2) 药物治疗：如果无法找到功能障碍的器质性原因，则需要口服、注射、植入或局部应用药物等治疗。

美国泌尿外科协会指南推荐口服5型磷酸二酯酶抑制剂(PDE5)为勃起功能障碍的一线治疗药物（禁忌证除外），常用药物包括西地那非、伐地那非、他达拉非等。这些药物通过增加流向阴茎的血液而发挥作用。在被性唤起时，这种化学物质会扩张阴茎及海绵体血管。即使通向阴茎的神经或血管工作不佳，这些药物也会通过增加阴茎血流量而导致其勃起。

如果是雄激素水平低下导致的勃起功能障碍，可进行激素补充治疗。用于勃起功能障碍治疗的雄激素主要包括十一酸睾酮胶丸、注射剂、贴剂等，建议到医院就诊后，遵医嘱应用。

其他临床常用药物还包括作用于中枢神经系统的药物（如曲唑酮）和作用于局部的药物（如酚妥拉明）等。

如果口服药物无效，还可进行海绵体注射疗法，常用的注射药物包括罂粟碱、前列地尔、酚妥拉明，或多种药物联合应用。

（3）物理治疗：使用真空勃起装置，利用负压吸引血流进入阴茎海绵体，从而促使阴茎勃起。

操作过程：把阴茎放进一个塑料容器里，通过泵从容器中吸出空气，形成真空，导致血液被吸进阴茎，进而引起阴茎勃起。勃起时，在阴茎底部放置橡皮筋以维持勃起。然后，将塑料容器从阴茎上取下，阴茎保持直立，直到橡皮筋被移除（橡皮筋必须在 30 分钟内移除）。

（4）手术治疗：在药物治疗或其他治疗无效的情况下，可进行手术治疗。

1）阴茎血管手术：包括阴茎静脉瘘手术、阴茎动脉重建手术等。需严格选择具有手术适应证的患者。

阴茎静脉瘘手术是通过静脉结扎的方式，阻止阴茎海绵体内的静脉血液回流，以实现阴茎有效勃起。阴茎静脉瘘手术包括阴茎海绵体脚静脉结扎术、阴茎背深静脉单纯结扎术、阴茎背深静脉介入栓塞术、尿道海绵体剥离术，以及扩大背深静脉、螺旋静脉、导静脉结扎术等。

阴茎动脉重建手术是通过阴茎动脉重建的方式，改善阴茎海绵体动脉供血不足的情况，以实现阴茎有效勃起。阴茎动脉重建手术包括动脉－海绵体旁路、动脉－动脉旁路、动脉－静脉旁路、动脉–静脉–海绵体旁路等四大类 18 种术式。

2）阴茎假体置入术：阴茎假体置入术是指通过手术将阴茎假体放入阴茎海绵体，患者可自主控制阴茎勃起的时间和硬度。阴茎假体有多种设计，包括硬质、半硬质和三件套可膨胀性阴茎假体，其中三件套可膨胀性阴茎假体应用较为广泛。

阴茎假体置入术是目前治疗重度勃起功能障碍最理想的手术方法，既不会影响阴茎的感觉，也不会影响性生活的快感和射精，更不会影响生育。

（张亚东　中山大学附属第一医院；
郑　涛　郑州大学第一附属医院）

98 阴茎假体置入术是个成熟的手术吗?

问题:

听说阴茎假体置入术是改善勃起功能障碍的“终极方法”，我计划做这个手术，请问这个手术成熟吗?

回答:

阴茎假体置入术是将一种人工器官植入阴茎，使患者可以自主调节勃起功能，从而解决通过心理和药物治疗都难以解决的器质性勃起功能障碍。该术式的适应证是各种外伤、前列腺和盆腔手术所致的器质性勃起功能障碍，或者严重内科疾病如糖尿病、高血压等引起的药物治疗无效的勃起功能障碍。历经近百年的发展，随着材料学的进展，阴茎假体置入术已经非常成熟，是发达国家生活水平提高后十分普及的常见手术。

阴茎假体置入术最早由 Bogaras 于 1930 年提出，当时是模仿鲸鱼阴茎利用肋软骨为支架，施行阴茎成形手术。自此以后，阴茎假体置入术开始盛行。早期的阴茎假体多为柱形硅胶假体，其伸屈性和隐蔽性较差。到目前已发展为比较健全的“三件套可膨胀性阴茎假体”，包括成对植入阴茎海绵体的圆柱体，一个植入阴囊内的调节泵和一个植入盆腔膀胱前间隙的储液囊所组成的辅助勃起装置，可达到类似正常勃起的阴茎勃起周径和硬度，其在外观、隐蔽性、实用性方面均有显著改善。手术多采用椎管内麻醉或全身麻醉，手术时间为 1~2 小时，并且只需要住院一晚即可出院。切口长约 3 cm，在阴茎阴囊连接处，非常隐蔽，使用时按压位于阴囊内的开关即可获得满意勃起。目前，新款的植入体可延长和增粗；植入物材料有所改进，使使用者的舒适度大幅提升；而且操作十分方便，植入后快感体验和射精完全与正常人无异。

（张亚东　中山大学附属第一医院）

99 什么是阴茎静脉瘘？该怎么治疗？

问题：

我因勃起功能障碍到医院就诊，医生诊断为“阴茎静脉瘘”。请问这是什么病？该怎么治疗呢？

回答：

阴茎静脉瘘通常是由阴茎下静脉被动性压迫关闭机制失常引起，包括神经控制异常、海绵体平滑肌舒张不全、海绵体纤维化引起的弹性丧失等。阴茎静脉瘘根据病情可进行药物治疗和手术治疗。

（1）药物治疗：药物治疗是阴茎静脉瘘的主要治疗方式。可应用西地那非、他达拉非等 PDE5 类药物使阴茎内血流增加，达到治疗效果。

医生会根据患者的不同情况，应用不同药物。患者应在医生的指导下规律用药，不可自行用药，也不可自行更改用药剂量或停药，以免耽误病情或造成不良后果。

（2）手术治疗：阴茎静脉瘘可通过静脉结扎的方式，阻止阴茎海绵体内的静脉血液回流，使血液在阴茎内停留时间延长，以实现阴茎有效勃起。

建议阴茎静脉瘘患者尽早到医院就诊，查明病因，遵医嘱规范治疗。

（李彦锋　陆军特色医学中心）

100 什么是阴茎背深静脉包埋术?

问题:

我是一名勃起功能障碍患者，已经患病多年了，最近听说有一种阴茎背深静脉包埋术可以治疗勃起功能障碍，这是什么样的手术?

回答:

阴茎背深静脉包埋术是一种用于治疗静脉性勃起功能障碍的手术。其通过减少该处的静脉回流，从而改善患者勃起功能障碍症状，尤其适用于原发性静脉瘘导致的阴茎血流动力学障碍患者。

(1) 手术方法：在阴茎根部弧形切开皮肤及皮下各层组织(图1)，充分暴露阴茎背深静脉，分离一小段背深静脉并包埋于阴茎海绵体白膜下（图2)。

（2）手术特点：当阴茎疲软时背深静脉血流畅通，勃起启动时背深静脉被压迫以减少静脉血回流，增强阴茎海绵体的蓄血功能，改善阴茎勃起硬度。该术式可避免静脉结扎术术后静脉侧支循环再次形成所引起的勃起功能障碍复发的缺点，从而达到良好的治疗效果。手术前的精准诊断是重中之重。

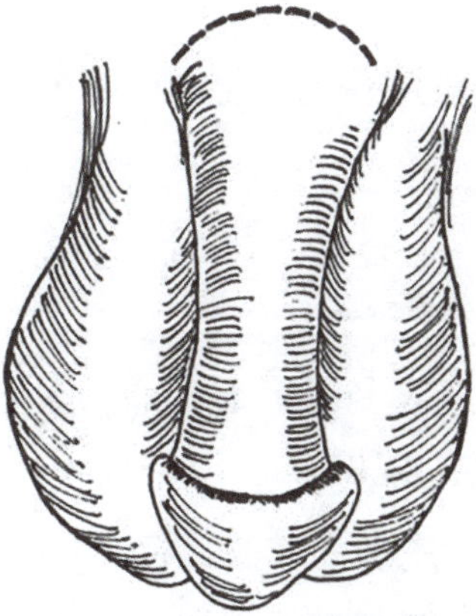

图 1　在阴茎根部做弧形切口

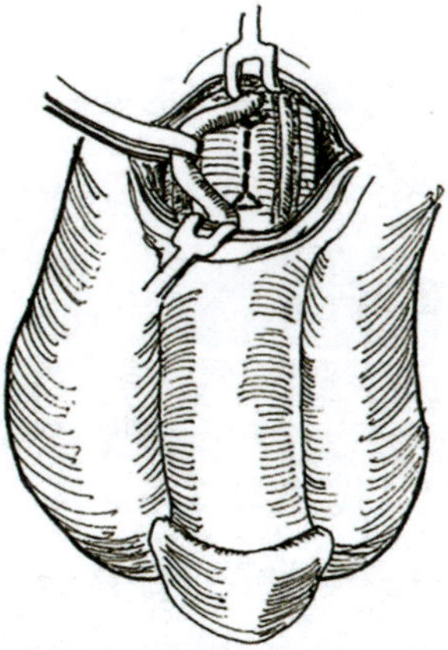

图 2　分离一小段背深静脉

（张　滨　中山大学附属第三医院，中山大学附属第六医院，
广东药科大学附属第一医院）

101 阴茎异常勃起是怎么回事?

问题:

我最近发生一件尴尬事。从早上开始，阴茎就一直处于勃起状态，持续了很长时间。请问，我明明没有想关于性的事情，为什么会这样呢?

回答:

阴茎异常勃起是指与性欲无关的阴茎持续勃起状态。在无性欲和性刺激的情况下，突然发生持久性阴茎勃起，阴茎增粗、变硬，并伴有阴茎根部疼痛而阴茎头无痛感，勃起时间可为数小时、数天或数周，有时可射精，但射精后仍保持勃起。

如果该患者的阴茎持续勃起超过 6 小时，则属于异常勃起，建议尽快到医院就诊并进一步检查，以免导致阴茎勃起功能永久性丧失。

（李彦锋　陆军特色医学中心）

102 阴茎异常勃起怎么治疗?

问题:

我从早上开始，阴茎就处于勃起状态，一整天都没有消退，该怎么办呢?

回答:

一般来说，阴茎持续勃起超过 6 小时就应积极处理；如勃起超过 24 小时，多数患者将会产生不同程度的性功能障碍。因此，阴茎异常勃起时应按急症尽早正确处理。

阴茎异常勃起根据病因、血气分析和彩色多普勒超声检查，可分为非缺血性阴茎异常勃起（又称高流量型阴茎异常勃起）和缺血性阴茎异常勃起（又称低流量型阴茎异常勃起）。低流量型阴茎异常勃起，就是动脉供血后，静脉回流受阻，导致海绵体腔内可能存在局部低氧血症及酸中毒的情况。高流量型阴茎异常勃起则是供血、回流均充足，海绵体腔内没有严重的代谢异常，但可能存在其他动脉损伤或假性动脉瘤形成等。根据病因和严重程度不同，阴茎异常勃起可采取药物治疗和手术治疗。

（1）药物治疗：包括应用拟交感神经药物和扩血管药物。拟交感神经药物（如去氧肾上腺素、去甲肾上腺素、间羟胺、肾上腺素等）可使异常勃起消退，是治疗缺血性阴茎异常勃起的常用药物。扩血管药物（如哌唑嗪片）可降低患者的海绵体灌注压，可用于治疗非缺血性阴茎异常勃起。

（2）手术治疗：低流量型阴茎异常勃起可通过分流手术让海绵体平滑肌恢复血氧供应，防止海绵体进一步发生缺血性损害。常用的分流手术包括阴茎海绵体与尿道海绵体分流术、阴茎海绵体与阴茎背深或浅静脉分流术、阴茎头与阴茎体分流术、大隐静脉阴茎海绵体分流术等。

高流量型阴茎异常勃起可先进行药物治疗，以缓解疼痛，消除勃起，并根据病情需要，酌情选择动脉栓塞术或外科结扎。

阴茎异常勃起患者如后续引起不可逆的重度勃起功能障碍，还可采取植入阴茎假体的方式进行治疗。

（姚海军　上海交通大学医学院附属第九人民医院；
李彦锋　陆军特色医学中心）

第8章

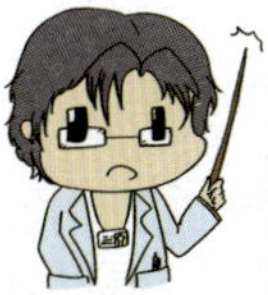

其他手术

一、变性手术

103 我为何想成为他/她?

问题:

我很早就感觉自己和别人不一样，户口本上性别一栏写着“男”，生理上也是男性，但我从小就喜欢跟女孩子一起玩，也喜欢女孩子喜欢的东西，有时候甚至希望自己变成一个女孩子。我很焦虑，为什么自己会有这样的想法呢?

回答:

这种情况在医学上称为易性症。易性症又称易性癖，是指个体希望以与自己的指派性别（或称生理性别）不同的另一种性别生活，并为人所接受的心理现象。易性症患者通常对自己的指派性别感到不适或不恰当，希望接受跨性别激素治疗和变性手术，以使自己的身体尽可能与自己的性别认同一致。

除此之外，还有一种疾病称为间性症，又称双性人，是指出生时的生殖器官、性解剖学、性激素和/或染色体模式不符合男性或女性的典型定义。

易性症或间性症人群可根据自己的心理性别，在满足相关生理、心理及法律条件下，选择做变性手术，以让生理性别和心理性别一致。

（姚海军　上海交通大学医学院附属第九人民医院）

104 准备做变性手术，怎样进行心理行为治疗？

问题：

我是一个男孩子，但从小就喜欢跟女孩子玩，喜欢留长头发，喜欢女孩子喜欢的东西。随着年龄的增长，我慢慢意识到自己渴望变成一个真正的女孩，我准备做变性手术。但我很焦虑，担心手术会不会成功，担心手术以后的生活，该怎么办呢？

回答：

变性手术可以使易性症患者的生物学性别与心理性别一致，但由于其具有特殊的心理学特点，难以被社会普遍接受，因此，做好患者的心理护理，对变性手术的成功及对患者重新走向社会都非常重要。

（1）术前：多与医生交流，倾听自己内心，个性和人格需要也应该被照顾到，减轻心理焦虑和恐惧，并争取家属的配合。

（2）术后：做完变性手术后，因为生理和心理的双重影响，心理会出现较大变化。在术后心理护理方面要注意主动与医护人员交流自己的反应，减轻因性激素水平降低引起的情绪波动，留意自己可能出现的情绪变化，学会适应。可采取一些辅助措施以稳定情绪，如舒适的医疗和生活环境，通过看电视、听音乐来分散注意力等。此外，手术后，因为性别的变化，导致发音和行为举止都会有变化，可以主动与医护人员交流，寻求建议。

（杨壁铖　张亚东　中山大学附属第一医院）

105 男变女的变性手术是怎样做的？

问题：

我是一个男孩子，经过慎重的思考，在取得父母同意后，决定做变性手术，让自己变成一个真正的女孩子。听说男变女的变性手术是一个很复杂的过程，具体是怎样做的？

回答：

男变女的变性手术内容包括多个手术步骤，如男性生殖器切除、阴道重建、隆胸手术等。

(1) 男性生殖器切除：对于男变女的变性手术，首先要切除男性生殖器，包括阴茎、阴囊、睾丸，以便于进行阴道重建。

(2) 阴道重建：可以考虑将切除的阴茎、阴囊皮卷成管，以反转的方式造穴、填充形成阴道。还可以截取自身的一段结肠，下拉到阴道造穴，重建阴道。

(3) 隆胸手术：对于男变女的变性手术，为了使女性化特征更为突出，可选择隆胸手术，通过植入假体或自体脂肪填充，以达到隆胸的效果。

（张亚东　朱昭炜　许杨滨　中山大学附属第一医院）

106 女变男的变性手术是怎样做的？

问题：

我是一个女孩子，但从小到大一直是个“假小子”，现在我想变成“真小子”，在取得父母同意后，我决定做变性手术。请问，女变男的变性手术怎么做?

回答：

女变男的变性手术包括子宫及双侧卵巢切除、多余乳房及乳腺组织切除、阴茎成形、睾丸假体植入及男性性征手术等复杂过程。

（1）子宫及双侧卵巢切除：围绕尿道外口和阴蒂处切开，分离阴蒂与尿道口之间的尿道板，同时进行妇科手术摘除女性内生殖器，包括子宫、双侧卵巢、双侧输卵管等。

（2）多余乳房及乳腺组织切除：根据乳房及乳腺的具体大小，选取合适的切口，制定手术方案后将其切除。

（3）阴茎成形：全身各项检查后，可采用自身组织再造阴茎或植入假体等形式完成阴茎再造，接入新尿道，使其拥有与正常男性一样的生理功能。此外，还需要进行一系列的手术。

（4）睾丸假体植入：在进行阴茎成形再造的同时，经过阴囊切口植入睾丸假体，再行分层缝合切口。术后要注意观察假体移植后是否有排斥反应。

（5）男性性征手术：完成前面的手术后，还需要进行男性化特征手术，如面部胡须、脸部轮廓、颈部喉结等。

（许杨滨　朱昭炜　中山大学附属第一医院；
姚海军　上海交通大学医学院附属第九人民医院）

二、男科移植手术

男科移植手术主要是指阴茎移植手术和睾丸移植手术。器官移植涉及多学科知识，是比较难的手术类型。

107　什么情况下需要做男科移植手术？

问题：

我听说过肾移植、心脏移植等手术，男性器官也能移植吗？谁需要做男科移植手术呢？

回答：

（1）因外伤、车祸等原因，阴茎被外力剔除或断开的患者，可行阴茎移植手术。

（2）高位隐睾无法行睾丸牵引固定术、睾丸牵引固定手术失败、睾丸异位无法牵引到阴囊内、外伤或手术损伤精索血管而无法修补的患者，可行自体睾丸移植手术。

（3）睾丸缺如、双侧小睾丸、双侧睾丸严重萎缩导致低血睾酮症的患者，可行同种异体睾丸移植手术。

然而，对于同种异体睾丸移植和阴茎移植，除了解决患者生理问题以外，还涉及一系列性伦理和心理问题；不仅涉及患者、睾丸供体的性快感，也涉及患者和供体妻子的性权利及心理接受度，更牵涉性行为“成果”（子女）的归属问题，以及子女的知情权等。

（张亚东　刘龙山　中山大学附属第一医院）

108 睾丸移植怎么做？

问题：

我儿子 1 岁，确诊为“腹腔型高位隐睾”，听说睾丸移植术的效果比较好，这个手术要怎么做啊?

回答：

睾丸移植术一般分为自体睾丸移植术和同种睾丸移植术。

自体睾丸移植术是将位于腹腔的隐睾吻合血管移植到阴囊的手术。近睾丸动脉的起点和静脉的汇入处切断，将睾丸动脉与腹壁下动脉分支，睾丸静脉与大隐静脉属支吻合。该术式常用于腹腔型高位隐睾患者。当患者精索血管过短，医生判断使用腹膜后精索松解术无法将隐睾移位于阴囊内，同时因睾丸血液循环条件的限制而不能使用“长袢输精管”睾丸固定术时，可应用显微外科技术施行自体睾丸移植术。

同种睾丸移植术是将异体睾丸吻合血管移植至受体的手术，是治疗睾丸缺如、双侧小睾丸或双侧睾丸严重萎缩所致低血睾酮症的较理想的方法，也可用于治疗男性雄激素缺乏及不育。

1992 年，北京大学第三医院整形外科夏兆骥教授完成了世界首例睾丸移植手术。睾丸移植手术的主要难点在于解决 2 个血管和输精管的衔接疏通，使热缺血时间尽可能短。其手术难度比易性症涉及的外生殖器再造手术要小。

（刘龙山　张亚东　中山大学附属第一医院）

三、阴囊镜手术

109 什么是阴囊镜?

问题:

我因为男科问题就诊，医生初步判断可能是阴囊问题，建议做个阴囊镜检查。请问什么是阴囊镜?

回答:

阴囊镜技术是一种借助内镜技术在睾丸鞘膜腔内实施的微创技术。通过阴囊镜可以直接看到阴囊的内容物，如睾丸、附睾、精索、鞘膜等的解剖结构，可用于诊治阴囊相关疾病。

（李彦锋　陆军特色医学中心）

110 阴囊镜手术怎么做?

问题:

我因为阴囊问题需要做阴囊镜检查，听说阴囊镜不但能做检查，还能做手术治病。请问，阴囊镜手术怎么做呢?

回答:

阴囊镜手术需要住院后在麻醉下进行。

手术过程：患者经过麻醉后，肌肉处于放松状态，感觉不到疼痛；在阴囊切一小口，将阴囊镜经过该小口插入睾丸鞘膜腔内；边冲水边观察睾丸鞘膜腔内是否有病变，并进行相应的采样和治疗；清洗后取出阴囊镜，手术结束。

（郑　涛　郑州大学第一附属医院）

111 阴囊镜手术有哪些优点？

问题：

我因为阴囊结节需要做切除手术，医生推荐做阴囊镜手术，请问这种手术与普通手术相比，有哪些优点呢？

回答：

通过阴囊镜可以直接看到阴囊内容物（如睾丸、附睾、精索、鞘膜等）的解剖结构及状态，为阴囊相关疾病的诊断和治疗提供了新方法，如阴囊内病变活检、精索鞘膜腔壁病变诊断、附睾炎性结节与肿瘤鉴别、男性不育检查、阴囊内病变治疗（如肿块电切和鞘膜切除）等。此外，阴囊镜手术为微创手术，创口小，感染风险小，患者的痛苦也小。

（张亚东　中山大学附属第一医院）

112 阴囊镜手术有哪些风险？

问题：

我被疑诊“阴囊结节”，需要做一个阴囊镜手术。这个手术会不会有什么风险？

回答：

阴囊镜手术是一种微创手术，风险较小，但可能会出现阴囊感染、组织损伤等并发症。

（1）阴囊感染：阴囊镜手术是将阴囊镜插入阴囊，检查阴囊内是否存在结节、肿瘤等相关症状，在检查完成之后取出阴囊镜。如果术中无菌操作不当或术后伤口感染，可能会引起阴囊感染。因此，术后要注意做好伤口护理。

（2）组织损伤：阴囊镜手术可能导致睾丸白膜损伤、附睾损伤、精索损伤、阴囊水肿等并发症。不同的并发症可使用相应的治疗方法来改善。例如，睾丸白膜损伤可进行手术探查和缝合治疗；附睾损伤可进行清创处理；精索损伤可通过局部冷敷进行治疗；阴囊水肿可通过口服消肿药、外敷硫酸镁溶液等对症处理。

在进行手术前要咨询医生，并在医生指导下选择手术方式，同时注意做好术后护理。

（张亚东　中山大学附属第一医院）

四、男性乳腺增生手术

113 什么样的男性容易患乳腺增生？

问题：

我今年28岁，男性，最近半年一直觉得胸部不舒服，去医院检查发现是乳腺增生。请问，乳腺增生不是女性才会得的病吗？我是男的怎么会得乳腺增生呢？

回答：

男性乳腺增生通常由体内雌激素水平升高或雄激素水平下降引起，在不同发育时期也可能会出现，如新生儿期、青春期和老年期等容易激素不平衡的时期。

某些疾病会导致内分泌紊乱，如克兰费尔特综合征（又称先天性睾丸发育不全）、睾丸精原细胞瘤、继发性睾丸衰竭、雄激素敏感综合征、肝衰竭、肾脏疾病、甲状腺功能减退症、甲状腺功能亢进症、肺癌、垂体瘤、肾上腺瘤等。

此外，使用某些药物也会引起体内激素紊乱，如类固醇、抗雄激素药、地高辛、西咪替丁等。

（姚海军　上海交通大学医学院附属第九人民医院）

114 男性患乳腺增生有什么危害？

问题：

我是一个男生，体检时被查出乳腺增生。请问，乳腺增生会给自己带来什么危害呢？

回答：

男性乳腺增生会给身体带来不适，如疼痛、反复发炎，部分患者可能会恶变成乳腺癌。

此外，乳腺增生带来的体形变化（如乳房、乳头及乳晕增大等）也可能会给患者带来心理上的负面影响。

（胡海涛　广东药科大学第一附属医院；
张亚东　中山大学附属第一医院）

115 男性患乳腺增生该怎样治疗?

问题:

我是一个男生，但体检时被查出得了乳腺增生。请问该怎么治疗呢?

回答:

男性如果发现有乳腺增生情况时应及时就医，找到病因，并对症治疗。

如果是生理性或药源性乳腺增生，一般会自行消退或于停药后消退；如果是病理性乳腺增生，则应找到病因，及时治疗。如果乳腺增生严重，则可能需要进行手术治疗。

（吴东琦　广东药科大学第一附属医院；
张亚东　中山大学附属第一医院）

116 男性乳腺增生手术怎么做？

问题：

我是一个35岁的男性，2年前被查出乳腺增生，但并没有出现什么不良反应，就没有很在意这件事。最近我感觉胸部有点痛，去医院检查，医生说需要做手术。请问男性乳腺增生手术怎么做？

回答：

当男性乳腺增生情况严重，症状长期不消且伴有疼痛或影响外观时，可考虑手术治疗。常用手术方式如下。

(1) 吸脂后环乳晕切开术：在腋窝处取0.5 cm纵向切口，抽吸脂肪；然后在乳晕下方环切乳晕1.5~2.0 cm，经环乳晕切口将腺体剪成条后取出。此方法操作简单且效果好，但容易留下瘢痕，影响美观。

(2) 腔镜手术：充分吸脂后，经腋窝放入腔镜，在腔镜辅助下切除腺体。此方法可减少出血、乳晕乳头坏死等并发症，无明显瘢痕，美容效果好，但对手术操作者的技术要求比较高。

(3) 微创旋切术：在腺体边缘平乳头近腋窝侧做点状切口，充分吸脂后，在彩超引导下插入微创旋切刀，逐层切除腺体。此方法手术时间短、创口小，术后并发症少。

（武志刚　温州医科大学附属第一医院；
袁亦铭　北京大学第一医院）

117　男性乳腺增生术后康复快吗？

问题：

我是个男性，最近因为乳腺增生严重需要做手术，请问做了乳腺增生手术以后恢复快吗？多久能出院啊？

回答：

男性乳腺增生切除手术后一般 1~2 天即可出院。

出院后要注意伤口护理，及时换药，保护好手术切口，避免碰触伤口和剧烈运动。如果伤口出现明显感染应及时入院处理。

（曹志强　中国医科大学附属盛京医院）